DE

L'ISCHURIE HYSTÉRIQUE

PUBLICATIONS DU *PROGRÈS MEDICAL*

DE

L'ISCHURIE HYSTÉRIQUE

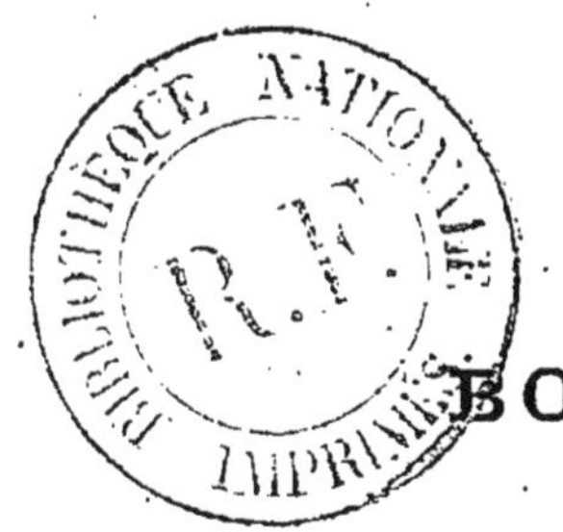

PAR

BOURNEVILLE

ET

P. REGNARD.

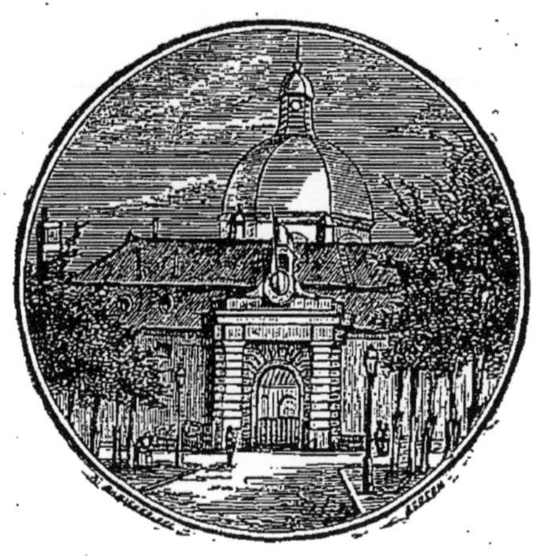

PARIS

Aux bureaux du PROGRÈS MÉDICAL
rue des Écoles, 6.

AD. DELAHAYE et Cie, Libraires-Editeurs
Place de l'Ecole-de-Médecine.

1876

DE L'ISCHURIE HYSTÉRIQUE

I.

Antécédents. — Débuts de l'hystéro-épilepsie.

Etchev..., Justine, née à Mauléon, infirmière, est entrée à la Salpétrière, dans le service de M. CHARCOT, le 16 juin 1869. Elle était alors âgée de 39 ans.

Son *père*, qui était maitre d'école, est mort du choléra en 1849. Il avait toujours joui d'une bonne santé et n'était pas d'un tempérament nerveux. — Nul détail sur son père (grand père paternel d'E...). Sa mère est morte à 90 ans, n'ayant ni démence, ni paralysie. Un frère, curé, a succombé en deux heures à un « coup de sang. »

Sa *mère*, tisserande, n'a jamais offert d'accidents nerveux; elle est morte subitement pendant la convalescence d'une fluxion de poitrine (?). — Et... ne donne que des renseignements incomplets sur ses ascendants maternels. Elle assure, toutefois, qu'il n'y a jamais eu dans la famille de sa mère ni épileptiques, ni paralytiques, etc. — Pas de consanguinité.

Et... a eu 13 frères ou sœurs. Neuf sont morts jeunes; elle croit qu'aucun d'eux n'a été atteint de convulsions. Les quatre survivants (2 garçons et 2 filles) sont bien portants et n'ont jamais présenté de troubles nerveux.

Justine est la 3e de la famille. Elle a été élevée par sa mère, a marché à un an; elle a parlé de bonne heure. Jusqu'à 9 ans, bien qu'elle fût chez son père, instituteur, on ne lui enseigna rien : « Dans ce temps-là, dit-elle, ce n'était pas la mode, chez nous, d'apprendre à lire aux filles. » — A 9 ans, elle fut placée dans une ferme où elle gardait « les enfants et les bestiaux. » Elle fut réglée à 11 ans, sans la moindre souffrance; déjà, elle était grande et forte. Ses règles ont toujours été régulières jusqu'à l'âge de 35 ans. Vers 14 ou 15 ans, elle se rendit dans une autre ferme, située dans le Béarn, qu'elle quitta au bout de deux années, pour rentrer dans sa famille où elle apprit le métier de tisserande. A 18 ans, en tombant d'un cerisier, elle se fit une plaie à la tête et perdit connaissance. Quelques mois après, elle aurait eu une enflure des jambes et surtout du ventre : « Partout où je posais les doigts, raconte-t-elle, ça faisait des trous. » Sa figure était bouffie et elle avait des douleurs au niveau des reins (néphrite albumineuse ?).

Pendant son séjour dans les fermes et dans sa famille, elle assistait tous les dimanches à la messe, se confessait de temps en temps, communiait une ou deux fois par an. Son père, très-pieux, son oncle, le curé, n'auraient pas souffert qu'elle manquât à l'accomplissement de ce qu'on appelle les devoirs religieux. La suite de cette observation expliquera pourquoi nous mentionnons ces détails.

En 1849, Etch... quitta son pays pour aller à Bayonne se placer comme servante. A peine arrivée dans cette ville, elle fut prise d'une fièvre typhoïde qui l'obligea à entrer à l'hôpital. Guérie, elle reste dans l'établissement en qualité d'infirmière. Au bout de trois ans, afin de gagner davantage, elle se rend à Bordeaux et est admise, comme infirmière, à l'hôpital Saint-André (1853). Ses fonctions l'obligeaient quelquefois à porter à l'asile des Enfants-Trouvés les enfants dont la mère était à l'hôpital Saint-André. Un jour qu'elle conduisait un enfant, un individu s'en disant le père voulut le lui enlever. Des passants l'empêchèrent de mettre son projet à exécution. Il s'éloigna et, dans une rue isolée, il se retrouva en face d'Etch..., la contraignit à pénétrer dans le couloir d'une maison et bien que, cette fois encore, l'arrivée de plusieurs personnes l'ait délivrée, ces tentatives réitérées, que l'on a interprétées naguère comme des tentatives de viol, lui causèrent une grande frayeur. A partir de ce jour — et ce sont là des phénomènes qui pourraient faire croire à quelque chose de plus qu'un enlèvement d'enfant — Etch... éprouva une sorte de malaise continuel, devint triste et sombre ; elle avait envie de pleurer, mais ne le pouvait pas ; sa poitrine était serrée ; enfin elle maigrissait lentement. Cet état nerveux durait depuis un an quand un jour, sans cause connue, tandis qu'elle pansait un malade auprès d'une cheminée, elle eut sa première attaque convulsive. Elle perdit connaissance et tomba dans le feu. Ce ne fut que quatre jours plus tard qu'elle fut capable d'apprécier sa situation, ce qui est dû sans doute à la brûlure qui intéressa d'une façon très-grave presque toute la face, ainsi qu'en témoignent les cicatrices profondes qu'elle présente encore aujourd'hui (front, sourcils, nez, joues, lèvres, etc.). Les paupières de l'œil gauche ayant été lésées, Etch... ne voyait plus de ce côté. La tête et la face étaient gonflées. Toutes les dents de la mâchoire supérieure se détachèrent. Elle ne put, durant dix mois, ingérer que des liquides. A 18 reprises, des érysipèles vinrent entraver la guérison qui n'aurait été complète qu'au bout de deux ans. Pendant ce laps de temps, elle n'a pas eu de nouvelle attaque. C'est un an plus tard, c'est-à-dire trois ans après la première attaque, qu'elle en eut une deuxième (1858). Cette fois-ci encore, le début aurait été soudain : elle fut prise dans un escalier et roula jusqu'en bas. On lui dit qu'elle avait poussé plusieurs cris et qu'elle s'était débattue durant près d'une heure. Revenue à elle, elle s'est remise à l'ouvrage « comme si elle n'avait pas été malade. »

En 1859, elle se donna « un tour de reins, » en voulant soulever un malade, et tomba en arrière. Cet accident la confina au lit pendant trois mois ; cependant, elle n'avait pas de paralysie.

La troisième attaque (1860) et la quatrième (1863) auraient offert les mêmes caractères.

En 1865, Etch... va voir ses parents, et vient ensuite à Paris, avec une recommandation de la supérieure de l'hôpital Saint-André pour sa sœur, religieuse à l'hôpital Sainte-Eugénie, où on la reçoit comme infirmière.

Au mois d'août 1866, Etch... a le choléra : vomissements, diarrhée, crampes, anurie. Ce dernier symptôme persista 8 jours ; on la sondait sans rien retirer. C'est à cette époque que sa maladie revêtit un caractère de gravité que l'éloignement des crises convulsives antérieures ne pouvait faire prévoir : elle eut des attaques qui se succédèrent pendant deux jours. Consécutivement, les urines reparurent, mais il fallut pratiquer le cathétérisme.

Depuis le mois d'août 1866 jusqu'au 1er octobre 1868, Etch... fit son service, tout en conservant sa rétention d'urine. La sécrétion urinaire, en tant que quantité, était d'ailleurs normale. De plus, à partir du mois de mars 1868, elle eut des vomissements de sang, quelquefois très-abondants ; ils étaient presque quotidiens et continuèrent jusqu'au mois d'août. Alors, elle serait devenue enflée de tout le corps. Elle fut forcée de s'aliter. On la saigna ; les vomissements et l'œdème disparurent. Une attaque éclata le 15 août ; puis une autre, très-forte, à la fin de septembre. On se décida, le 1er octobre, à l'envoyer à l'hôpital Necker. A ce moment, les jambes n'étaient plus enflées ; il n'y avait d'autre paralysie que celle de la vessie, et, comme le cathétérisme était difficile, on la mit dans une des salles de chirurgie (service de M. Desormeaux).

Le lendemain de son entrée, elle s'aperçut qu'elle avait une paralysie du bras et de la jambe gauches qui étaient « comme une guenille, » pour employer la comparaison pittoresque de a malade. Le troisième jour, elle aurait eu, après une attaque, une « congestion cérébrale et du délire, » pour lesquels on lui a mis des sangsues derrière les oreilles et trois vésicatoires, l'un à la nuque, les autres sur les cuisses. Ces accidents ne se seraient dissipés qu'au bout de six semaines.

Dans les premiers jours de 1869, Etch... fut transférée dans le service de M. Lasègue, parce qu'elle avait des pertes utérines se prolongeant quelquefois une ou deux semaines. Jusqu'à la fin de 1868, le flux menstruel, très-régulier, était abondant, non douloureux, et durait trois ou quatre jours.

L'appétit était médiocre, une portion suffisait; il n'y avait ni hématémèse, ni vomissements alimentaires ; le ventre était ballonné; les selles étaient très-rares et nécessitaient toujours l'usage des purgatifs. La constipation était si accusée qu'elle avait occasionné une chute du rectum. La paralysie du côté gauche persistait, ainsi que la rétention d'urine qui nécessitait le cathétérisme trois fois par jour. La quantité des urines était normale.

Nous avons reconstitué les antécédents de la malade avec tout le soin possible; mais, comme le début des nombreux accidents qu'elle a présentés successivement remonte à une époque déjà éloignée, il est certains détails qui manquent de précision. Ces inconvénients ne se retrouveront plus dans la suite de l'observation, car tous les phénomènes que nous allons exposer ont été consignés régulièrement au fur et à mesure de leur apparition.

II.

Etat de la malade en 1869 *et* 1870. — *Hémianesthésie du côté gauche.*

1869. *Etat actuel.* (17 juin) (1). — *Motilité.* — Paralysie complète avec flaccidité du membre supérieur gauche. Le membre inférieur du même côté est également paralysé, mais présente une flaccidité bien moins prononcée. Quand on cherche à le soulever par la cuisse, la jambe s'élève et le genou ne se ploie qu'en partie, de telle sorte que la jambe n'est pas totalement fléchie sur la cuisse, quand le talon quitte le lit.

Sensibilité. — Il y a une hémianesthésie gauche cutanée absolue. La ligne de démarcation des parties sensibles et de celles qui ne le sont plus suit également la ligne médiane. Il existe pourtant une zone intermédiaire où les sensations sont

(1) Notes recueillies par M. Berger.

de plus en plus nettes, à mesure qu'on se rapproche du côté droit. A la face, cette zone n'a pas plus de deux millimètres de largeur. Plus étendue au cuir chevelu, où elle atteint une largeur de 1 à 2 centimètres de plus que partout ailleurs, elle se prolonge sur le dos et jusqu'au sacrum, où elle a encore une étendue assez notable. — L'anesthésie palmaire et plantaire est complète ; l'excitation des membres ne provoque aucune action réflexe.

Muqueuses. — *Conjonctive.* — La conjonctive oculaire est sensible, bien qu'à un degré peut-être un peu plus faible qu'à l'état normal. La cornée en tous cas est très-sensible. Quand on la touche, on provoque un clignement réflexe fort énergique ; la malade dit au contraire ne rien sentir quand on excite la muqueuse palpébrale.

Oreille. — La peau du conduit auditif externe est insensible quand on la pique avec une épingle. La malade néanmoins parait avoir une perception vague, quand on introduit dans le conduit auditif un corps assez volumineux pour le distendre.

Narines. — On a beau titiller la muqueuse nasale, on ne provoque, à gauche, ni éternuement, ni sensation. A droite, d'ailleurs, la pituitaire parait peu sensible. — *Bouche.* — Il en est de même pour les muqueuses qui tapissent la moitié gauche de la bouche, des gencives et même du palais, de son voile, de la luette, des piliers, du pharynx et de l'amygdale correspondante. L'introduction du doigt de ce côté ne produit pas de nausées, mais il semble répugner à la malade qui ne se soumet qu'avec peine à cet examen. Nous n'avons pas pu examiner la sensibilité de la muqueuse anale, vulvaire, vaginale, etc.

Sens spéciaux. — La *vue* est trouble. La malade dit qu'elle voit plus distinctement quand elle ferme l'œil gauche. Les pupilles sont très-contractiles ; mais, si on engage la malade à fixer un objet, on ne peut obtenir qu'elle dirige vers lui le rayon visuel : elle semble regarder un autre point. L'œil droit étant fermé, Etch... dit voir deux ou trois plumes superposées, quand on lui présente une plume horizontalement, tandis que si on place cet objet dans le sens vertical, elle dit le voir simple. La malade affirme aussi voir double l'infirmière qui est à deux mètres à droite du lit. La main étant présentée étendue, les doigts verticalement situés en face du visage, elle dit ne voir que deux doigts. Invitée à les désigner, elle montre ceux qui sont le plus vers la droite. La malade, du reste, voit d'ordinaire un brouillard, des mouches volantes, des chandelles. Elle ne présente aucun signe de strabisme.

M. Galezowski ayant examiné la malade a résumé, ainsi qu'il suit, les phénomènes constatés par lui : La malade présente une hémiopie interne de l'œil gauche, avec diminution de l'acuité visuelle dans tout le champ visuel. Elle ne distingue, en outre, aucune couleur de l'œil gauche, tandis que de l'œil droit elle perçoit toutes les nuances des couleurs. Pour le gauche, il n'y a que le blanc, le noir et le gris qui existent ; toute autre couleur apparaît soit blanche, soit grise ou noire, suivant qu'elle est plus ou moins foncée. L'examen ophthalmoscopique ne fait découvrir rien de particulier ni dans la papille, ni dans la rétine.

Odorat. — La perte de l'odorat paraît complète à gauche. On engage la malade à flairer de l'ammoniaque, après lui avoir fermé la narine droite. Au premier moment, elle semble légèrement surprise, puis elle reste sans rien manifester sur son visage, mais elle n'aspire pas bien vivement le gaz qui s'échappe du flacon. Elle affirme n'avoir absolument rien senti. On peut dire, il est vrai, que nous avons plutôt agi, par ce moyen, sur la sensibilité générale que sur la sensibilité spéciale.

Goût. — Il est aboli sur toute la moitié gauche de la langue, à la base aussi bien qu'à la pointe, à la face dorsale comme à la face inférieure et sur le bord. L'examen de ces diverses parties a été fait avec du sulfate de quinine et avec du vinaigre ; il démontre que la salivation paraît bien plus considérable quand on excite le côté gauche de la langue.

Ouïe. — Elle est obtuse à gauche.

Appareil digestif. — L'appétit est médiocre. La malade est sujette, bien que rarement, à des vomissements. Elle n'a plus eu, du reste, d'hématémèses depuis le commencement de l'année. La déglutition est à peine gênée ; souvent elle provoque la toux ; les liquides surtout sont avalés avec peine. Etch... a souvent le ventre ballonné et se plaint toujours d'une constipation opiniâtre.

Fonction urinaire. — La paralysie de la vessie n'a pas disparu. Il n'existe plus de besoin ; la malade se sonde, quand elle suppose que sa vessie est pleine. Le cathétérisme est fort douloureux surtout quand, ce qui est fréquent, les urines sont rares et chargées ; elles sont, de plus, rouges et troubles par moments et d'autrefois blanchâtres, comme savonneuses. L'acide nitrique y précipite des sels que la chaleur redissout.. Il n'y a pas d'albumine. Ajoutons qu'au début de la maladie, Etch... aurait eu des hématuries (?)

Appareil respiratoire. — Oppression nerveuse ; quelquefois toux sèche. Rien à l'auscultation.

Appareil circulatoire. — Quoique des palpitations inquiètent la malade, les pouls est calme, régulier et ne présente rien d'anormal. L'auscultation du cœur révèle des bruits normaux, sans souffle, un peu éclatants.

Fonctions utérines.—Les règles sont fort irrégulières : depuis qu'Etch... est entrée à Necker, le flux menstruel n'a paru qu'une seule fois, la semaine dernière et n'a eu qu'une durée éphémère. L'hypogastre est douloureux; les ovaires, le droit surtout, sont le siége d'une tuméfaction manifeste (?).

Sensibilité et contractilité faradiques.—Tous les muscles réagissent sous l'influence des courants interrompus. La malade paraît insensible à cette exploration; mais quand on veut employer le même moyen pour constater l'état des muscles abdominaux, elle s'y refuse obstinément, soit par peur (son ventre étant en réalité fort douloureux), soit parce que cette exploration ne lui est pas aussi indifférente qu'elle voudrait le faire croire (?).

20 *juin. Description d'une attaque.* — La malade est dans le décubitus dorsal, les yeux sont ouverts et fixes, les pupilles sont moyennement dilatées. L'insensibilité est générale. Soulevé, le bras droit, — qui n'est ni contracturé, ni paralysé, retombe comme une masse inerte; le pincement ne produit aucun signe de douleur, aucun mouvement réflexe; de temps à autre, il est animé de quelques mouvements convulsifs. La face est aussi le siége de convulsions. Les yeux sont fixes, sans aucune déviation, les pupilles se contractent un peu sous l'influence de la lumière, mais restent pourtant moins resserrées qu'à l'état normal. — La respiration est faible et si peu marquée, qu'on ne peut compter le nombre des inspirations ; les mouvements sont en outre fort irréguliers; parfois, respiration bruyante et profonde. La malade a moussé peu après le début de son attaque. P. 96; T. A. 38°.

7 *août.* La malade a eu une nouvelle attaque. Son état est, aujourd'hui, le suivant : La douleur abdominale s'est exaspérée, au point de devenir insupportable; le ventre est tendu, ballonné. La malade se dit plus faible, plus « nerveuse » que de coutume : en effet, sous l'influence de l'émotion que lui cause notre examen, son visage passe en quelques instants de la pâleur livide à la plus vive rougeur, la moindre pression a le même effet sur les téguments.

La sensibilité est toujours absolument nulle à gauche; mais à droite, on note une *analgésie complète du membre inférieur droit.* Tout le côté correspondant est le siége de fourmillements et d'une sensation de froid persistante. Les muqueuses sont devenues tout-à-fait insensibles : cornée, conjonctive, etc.

La *motilité* elle-même est sérieusement compromise dans le côté droit : la main ne serre plus avec énergie. La jambe est raide, dit la malade, et le pied ne peut plus se mettre dans l'extension. A gauche, la *flaccidité* du membre supérieur et la *rigidité* du membre inférieur sont les mêmes qu'auparavant. — La vessie est toujours absolument paralysée et l'urèthre très-douloureux. — La constipation est encore plus prononcée. De plus, il est survenu une dysphagie avec menace de suffocation, pendant l'ingestion des aliments, et quelques vomissements. La circulation, indépendamment des congestions passagères, succédant à une ischémie habituelle des téguments, parait troublée dans certains points. Ainsi, la température de la paume de la main est à 34°,8 à gauche et à 35°,2 à droite — Les règles sont venues la semaine dernière et ont été suivies d'une hémorrhagie inquiétante, qui a duré sept jours. — La céphalalgie est continuelle.

La fonction visuelle a été étudiée minutieusement par M. Galezowski. Voici les faits qu'il a constatés :

« 1o *Examen des couleurs. a*) Œil gauche. Il distingue à peine et dans certaines positions seulement, en noir, la couleur rouge carmin et le bleu de Prusse (de l'échelle no 10 de M. Galezowski). Toutes les autres nuances paraissent en blanc.

b) Œil droit. Il distingue le bleu ; l'oranger lui parait un peu rougeâtre, le rouge carmin est vu en noir. Toutes les autres couleurs paraissent blanches. Le jaune vague (de l'échelle no 15) semble gris et toutes les autres couleurs noires.

« 2o *Champ visuel. a*) Hémiopie droite de l'œil gauche, par une ligne médiane parfaitement verticale. — *b*) Le champ visuel de l'œil droit est limité, sur le côté externe, à une distance de 30 centimètres de la première ligne et sa ligne de démarcation est aussi une ligne verticale.

» 3o *Examen ophthalmoscopique. a*) Œil gauche. La papille gauche est plus rouge que la droite ; de là, un peu moins de netteté de son contour. Cette rougeur est due à la réplétion des capillaires; les gros vaisseaux sont parfaitement normaux. Cette altération, ainsi que les troubles fonctionnels de la vue, s'est certainement produite depuis le dernier examen. — *b*) Œil droit. La papille et le fond de l'œil sont identiquement dans le même état que lors de la première inspection. En résumé, troubles fonctionnels du côté droit, survenus à la suite de désordres existant du côté gauche et suivant la même marche que ceux-ci, dans leur invasion. Quant à ce que nous avons cru être de la polyopie, à notre premier examen, le trouble observé, coïncidant, du reste, avec une diminution énorme de l'acuité de la vision, consiste en ce qu'un objet placé à une petite distance devant l'œil gauche parait multiple ; les images ainsi vues sont troubles, confuses, et ne disparaissent pas lorsqu'on met un verre biconcave devant l'œil. Au contraire, l'objet éloigné parait unique, mais tellement confus qu'il est presque impossible de déterminer sa forme. »

2 *septembre*. La malade a eu, le 1er septembre, une nouvelle attaque, avec perte complète de connaissance pendant plusieurs heures. Elle s'est accompagnée de vomissements. Les convulsions ont été identiques à celles que nous avons signalées précédemment. Les membres du côté droit ont pris part à ces accidents d'une manière toute particulière et sont restés inertes pendant plusieurs semaines.

III.

Début des contractures permanentes.

1870. 12 *janvier* (1). Etch.... ne s'est pas levée depuis sa crise du 1er septembre, à la suite de laquelle la paralysie s'est étendue aux membres du côté droit. Aujourd'hui, la contractilité volontaire a reparu de ce côté et, bien que le malade accuse encore quelque faiblesse, le bras et la jambe ont récupéré, au moins en partie, leurs fonctions.

Le *bras gauche* est absolument inerte et la *jambe* correspondante offre toujours un exemple frappant de *contracture dans l'extension*. Lorsqu'on applique la main sur la plante du pied, préalablement fléchi, et qu'on soulève le membre inférieur en exerçant une certaine pression sur le pied, on voit au bout d'un instant tout le membre entrer en convulsion et s'agiter avec violence. Si on l'abandonne alors, il retombe lourdement sur le lit. Quelques légères contractions se manifestent encore, tout en diminuant jusqu'à ce que le phénomène ne se traduise plus que par quelques contractions fibrillaires qui disparaissent bientôt.

La *sensibilité*, toujours complétement abolie du côté gauche, parait légèrement diminuée à droite. La ligne de démarcation de la sensibilité est un peu reculée à droite, ce qui n'a rien d'étonnant, puisque nous notons une légère diminution dans l'intensité des impressions à droite.

Les *sens* sont dans le même état que lors des examens précédents. — Les *digestions* se font bien; aussi l'état général est-il meilleur. La dysphagie, considérable il y a quelques mois, est aujourd'hui beaucoup moins intense. — Ni hémoptysies, ni suffocations. — La vessie est toujours complétement

(1) En 1870, les notes ont été prises par M. Hélot.

paralysée ; la malade est continuellement obligée de se sonder ; les douleurs, toujours vives, qu'elle éprouve dans le bas-ventre, lui en imposant et lui faisant croire à la plénitude de sa vessie.

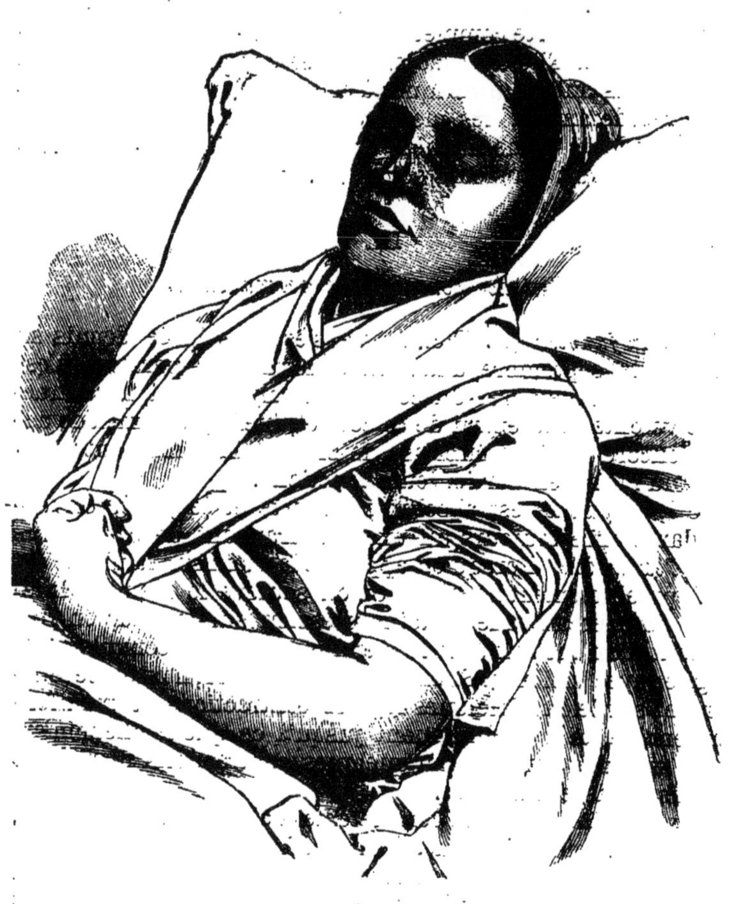

Fig. 1.

7 *mars*. Le *membre supérieur gauche* est dans un état de flaccidité absolue ; les doigts sont légèrement fléchis. Les muscles se contractent aussi bien que ceux du côté droit, mais la faradisation ne produit aucune sensation. — Le *membre inférieur gauche* est dans la rigidité la plus complète. La contractilité électrique est conservée ; par contre, la sensibilité électrique paraît éteinte, excepté dans une région qui semble cor-

respondre à la partie supérieure du tibia. Sous l'influence de la faradisation, il se produit au voisinage de la région où la sensibilité électrique est la plus vive, une éruption semblable à celle de l'*urticaire*. — Rachialgie augmentée par la pression sur les apophyses épineuses. La sensibilité électrique, nulle sur la moitié gauche du corps, est parfaitement conservée à droite.

21 *mars*. La malade a eu hier une attaque très-intense. Depuis lors, le *membre supérieur gauche* qui, jusque-là, était flasque, est devenu *contracturé*. (*Fig. 1*).

16 *mai*. La contracture persiste dans les membres du côté gauche. L'avant-bras est fléchi sur le bras, le poignet sur l'avant-bras, et les doigts sur la paume de la main. Les tentatives pour l'étendre produisent une trémulation convulsive. — Le membre inférieur est très-rigide, dans l'extension; le pied est en varus équin très-accusé. On y observe les mêmes phénomènes qu'au bras lorsqu'on veut le fléchir.

13 *juillet*. Ce matin, vers neuf heures, Etch... s'est mise chanter et, quelque temps après, on a remarqué des convulsions dans les muscles de la face, avec traction de la bouche vers la gauche. Ces accès s'accompagnent de rougeurs de la face, d'un léger accroissement de la contracture du membre du côté gauche, sans convulsions proprement dites. Ils sont précédés par un cri et se terminent par de l'écume à la bouche. T. R. 38°. Cette série d'accès a duré jusqu'à quatre heures du soir. Le lendemain, la malade était revenue à sa condition habituelle.

IV.

Ischurie.

1871. *Mars*. Etch... a été prise le 10 mars de nouvelles attaques, semblables à celles que nous avons déjà décrites. Depuis plusieurs jours, elle se plaignait de fourmillements et de douleurs dans le *membre supérieur droit*. Pendant cette série d'attaques qui a duré trois jours, on a noté une paralysie absolue avec flaccidité du bras et de la jambe du côté droit. De temps en temps, la cuisse correspondante est le siége de spasmes spontanés. On est toujours obligé de sonder la malade.

17 *avril*. La contracture des membres du côté gauche et la paralysie avec flaccidité des membres du côté droit persistent. Depuis plusieurs jours, on n'obtient, par le cathétérisme, qu'une très-faible quantité d'urine (à peine 30 grammes en 24 heures).

19 *avril*. Après avoir été le siége de quelques douleurs, le

membre supérieur droit est devenu rigide; le bras est allongé le long du thorax, l'avant-bras légèrement fléchi, le poignet et les doigts dans la flexion. — La flexion des doigts a augmenté progressivement et est devenue complète le 23 avril. Les membres inférieurs sont contracturés et dans l'extension. — Urines rares.

25 *avril*. Attaque qui ne modifie en rien l'état des membres. C'est à partir de cette date que les accidents d'*ischurie* s'accentuent et qu'ils sont suivis avec soin.

29 *avril*. On retire 100 gr. d'urine, tandis qu'on n'avait rien extrait durant les quatre jours précédents. Jamais le lit n'est mouillé. L'introduction de la sonde est très-douloureuse, ainsi que son extraction. L'instrument est comme pincé.

1er *juin*. La malade a souvent, depuis quelque temps, des vomissements alimentaires. En huit jours, elle n'a rendu que 300 gr. d'urine. Elle ne va à la garde-robe qu'après purgation.

5 *juillet*. L'anurie est la même. Il est certain que la malade n'urine pas ou urine à peine. Elle vomit chaque fois qu'elle boit ou ingère quelques aliments. Les matières vomies sont composées d'un liquide jaunâtre et d'aliments. — Le 30 juin, 15 gr. d'urine; le 2 et le 4 juillet, 11 gr.; les autres jours, rien.

6 *juillet*. 3 gr. d'urine. Le ventre n'est pas ballonné. La pression au niveau de l'hypogastre et des régions ovariennes est douloureuse. P. 100 ; T. R. 37°,4.

28 *août*. Persistance de la contracture dans les membres supérieurs et inférieurs. Hyperesthésie ovarienne très-marquée à gauche, modérée à droite. L'ischurie continue.

25 *septembre*. Pour la première fois, on retire, en la sondant, des urines mélangées de sang.

10 *octobre*. Chloroformisation sous l'influence de laquelle on remarque une résolution complète du membre supérieur droit et incomplète du membre supérieur gauche. Les deux membres inférieurs ne sont pas tout-à-fait dans la résolution.

12 *octobre*. Hier, en raison des modifications de la contracture, M. Charcot a fait appliquer à la malade un bandage, afin de prévenir toute fraude. Ce matin, il est un peu mouillé. Les vomissements sont les mêmes. — Les membres inférieurs sont redevenus rigides; la contracture ne change pas sous l'influence du sommeil : on s'en est assuré au moment où elle ronflait. Actuellement, elle est capable de mouvoir un peu son bras droit; mais, malgré ses efforts, elle est impuissante à saisir son crachoir. — Elle écarte légèrement la jambe et la cuisse droites ; c'est la malade elle-même qui attire l'attention sur cette amélioration. Le maillot est laissé en place et on exerce la surveillance la plus active.

13 *octobre.* Dans la soirée d'hier, Etch... a uriné et mouillé son bandage. Ce matin, les draps étaient abondamment mouillés. Elle n'a pas vomi aujourd'hui. Elle peut mouvoir le bras droit et montre que, à la rigueur, elle toucherait son siége; mais elle est encore incapable de porter un vase à sa bouche. — Le membre inférieur droit a récupéré quelques mouvements.

16 *octobre.* La malade urine spontanément. Elle meut tant bien que mal le bras droit. M. Charcot lui fait faire l'exercice de porter un bassin sous ses fesses, — ce qu'elle exécute d'une manière incomplète, — puis à sa bouche, — ce qu'elle ne peut accomplir, — et, certainement, dans ses efforts, elle renverserait le liquide dans le lit (1).

17 *octobre.* Etch... a été purgée hier; elle a eu de nombreuses garde-robes toute la journée. Cette nuit elle a encore vomi un peu.

19 *octobre.* Depuis deux jours, Etch... est très-somnolente. Elle a un embarras de la parole tel qu'on ne la comprend pas. Ce sommeil est exceptionnel, sans relation avec ses attaques qui sont, au contraire, annoncées par de l'excitation, des chants, des cris : « Oh ! mon cœur ! mon cœur ! » — Rien de nouveau, quant à la paralysie et aux urines.

20 *octobre.* La somnolence a persisté. Interpellée vivement, Etch... se réveille, regarde d'un air hébété et se rendort presque aussitôt. Si on la sollicite de parler, elle répond par un grognement. — L'ovaire gauche est toujours très-douloureux. — Urines involontaires ; pas de vomissements.

21 *octobre.* On a sondé la malade heure par heure, pour connaître la quantité d'urine, et on a remarqué que, jusqu'à quatre heures du soir, elle ne se plaignait pas de l'introduction de la sonde, contrairement à ce qui a lieu d'ordinaire; à partir de quatre heures, le cathétérisme est devenu douloureux. L'assoupissement est le même.

22 *octobre.* Etch... est réveillée et parle un peu. Le membre supérieur droit est dans la même position ; de plus, on y observe une sorte de trémulation choréiforme quand la malade s'en sert. — Apparition des règles.

25 *octobre* On cesse de recueillir les urines. Les règles continuent. — Persistance de la trémulation choréiforme dans le bras droit, ou mieux dans l'avant-bras, car les mouvements de l'épaule sont pour ainsi dire nuls.

---

(1) Ces épreuves sont nécessaires chez les malades de ce genre. On se rappelle sans doute que M. Charcot, dans sa leçon sur l'ischurie hystérique, a cité des exemples d'hystériques, — supposées atteintes d'ischurie, — qui buvaient leurs urines, etc.

4 novembre. Le membre supérieur gauche commence à se contracturer de nouveau, mais d'une façon intermittente.

20 novembre. Etch... se plaint, depuis plusieurs jours, de souffrances vives dans le membre supérieur droit qui est décidément contracturé d'une manière permanente. Ces douleurs « rongeantes » occupent les articulations du poignet, du coude et de l'épaule, et ne s'accompagnent pas du moindre gonflement. — Douleur à la nuque, entre les deux oreilles. — Elle a eu hier soir, à huit heures, une grande *attaque* qui a duré environ un quart d'heure et a été suivie de ronflement et d'écume. La perte de connaissance aurait été complète. — Ce matin, la malade conserve un certain degré d'hébétude et de l'embarras de la parole, phénomènes habituels après ses attaques. — Incontinence d'urine ; pourtant, par le cathétérisme, qui n'est pas douloureux, on retire une certaine quantité d'urine.

8 décembre. Augmentation des douleurs de la région ovarienne gauche. Le ventre est ballonné. Nausées. La malade n'a pas uriné depuis minuit; par la sonde, on n'extrait qu'une petite quantité d'urine. — Le soir, attaque convulsive qui a débuté par une grande agitation (E... s'est jetée à bas de son lit) ce qui s'est accompagnée de convulsions et même de mouvements du bassin. A la fin de l'attaque, écume et ronflement, puis sommeil stertoreux.

9 décembre. Depuis l'attaque d'hier, la malade se sert de la main droite et mange. Le membre inférieur droit est libre. Le membre inférieur gauche qui, jusqu'ici, était contracturé, est devenu en grande partie flasque, tout en demeurant paralysé. Il ne reste donc plus qu'une contracture du membre supérieur gauche. — Le vaste externe du côté gauche, ponctionné à l'aide du trocart de Duchenne (de Boulogne), a donné des fibres musculaires parfaitement saines.

14 décembre. Le membre supérieur gauche est redevenu le siége de douleurs qui vont de l'épaule au coude. — La malade remue le bras droit ; dans les mouvements, on note encore l'agitation choréiforme déjà signalée et qui se remarque aussi dans la jambe correspondante. Le membre inférieur est flasque et ne peut être soulevé.— Hémianesthésie à gauche.— Etch... n'a pas uriné depuis hier; il s'écoule par la sonde 500 gr. d'urine.

1872 (1). *23 janvier.* Le membre inférieur gauche est repris de rigidité. — Exaspération de la douleur ovarienne gauche. — La malade est obligée de se sonder depuis plusieurs jours.

(1) Les notes qui ont servi à notre rédaction ont été recueillies, en 1872, par notre ami M. Gombault.

— Les urines deviennent de moins en moins abondantes. — *24 janvier* : 80 centilitres. — *25 janvier* : 60 centilitres.

19 *février*. Attaque de dix heures du soir à minuit. Ce matin, on note : rigidité de la jambe droite et du poignet droit (la contracture n'a pas changé à gauche) ; ballonnement du ventre ; hyperesthésie ovarienne gauche très-intense, spontanée ou à la pression ; hémianesthésie gauche absolue ; léger embarras de la parole ; contracture des mâchoires qui s'oppose à l'allongement de la langue.

2 *mars*. Les membres du côté droit sont libres. Analgésie de la moitié droite du corps, avec conservation de la sensibilité tactile. — Depuis quatre jours, les urines sont beaucoup plus abondantes.

5 *mars*. Le membre supérieur droit est agité, dans les mouvements, d'un tremblement qui disparaît pendant le repos. Il est impossible à la malade de porter à sa bouche un verre rempli d'eau sans en renverser. Pour boire, elle appuie ordinairement son coude sur le lit et c'est sa bouche qui va chercher le verre. Malgré l'occlusion des paupières, la malade continue à tenir son verre. Du reste, la sensibilité tactile n'est pas abolie tout-à-fait à la main. Les yeux étant fermés, on constate que la malade n'a pas la notion de position de son avant-bras et de sa main. Elle parvient à s'en rendre compte dans une certaine mesure en faisant exécuter des mouvements à son épaule, qui semble moins anesthésiée. Lorsqu'on se contente de fléchir le coude, la malade ne paraît pas se douter du mouvement qui se produit ; mais, dès qu'on soulève le bras et que l'articulation de l'épaule entre en jeu, elle sent le mouvement. — Si on place un objet entre les doigts, elle sait qu'elle tient quelque chose mais prétend ne pouvoir apprécier ni la forme, ni la consistance, ni la température. — Lorsqu'on l'engage à placer l'index sur son nez, elle le porte brusquement à la figure dont il atteint un point quelconque. Alors, en s'aidant des autres doigts, la malade finit par toucher le but. — Depuis hier, elle urine moins. Les douleurs lombaires, apparues au commencement de mars, ont cessé. — Les autres symptômes n'ont pas changé.

9 *mars*. Examen ophthalmoscopique par M. Galezowski. Des deux côtés, la papille est normale et la rétine fortement pigmentée. — Œil gauche : le bleu indigo paraît noir ; le jaune, marron ; l'orangé, vert ; le bleu clair, noir ; le vert, couleur de cendre. Diminution concentrique du champ visuel externe qui est aboli jusqu'à la distance de 15 cent. ; l'interne et le supérieur jusqu'à 10 cent. ; l'inférieur n'a pas diminué.

14 *mars*. La face et le cou sont parsemés de *taches rouges*, phénomène assez commun et se montrant par accès. — Il est

impossible à la malade de tirer la langue soit directement, soit à droite; elle sort toujours à gauche. — Elle ne peut ouvrir la bouche de plus de deux centimètres; de là, l'embarras de la parole et la difficulté de la mastication. — Hier, les urines ont été supprimées.

18 *mars*. Nausées puis vomissements.

19 *mars*. A sept heures du soir, Etch... est prise d'une attaque subitement, sans cri initial. Après une courte période tétanique, suivie de ronflements, elle s'est jetée à bas de son lit. Dès qu'elle a été recouchée, son corps s'est recourbé vers le côté gauche, puis elle s'est débattue ; quatre ou cinq personnes sont nécessaires pour la maintenir. Les membres du côté droit, seuls, exécutent des mouvements violents d'extention ou de flexion qu'on ne parvient pas à vaincre; ceux du côté gauche sont à peu près immobiles. Le membre supérieur gauche est toujours fixé dans la même position ; quelquefois, cependant, la main s'élève vers l'épaule; la jambe exécute à peine de légers mouvements de totalité ou de flexion.

Après un court repos, survient une seconde attaque. Elle se décompose, pour ainsi dire, en une série de crises successives. La malade reste durant quelques instants couchée sur le dos, les paupières abaissées ou relevées, le regard indifférent ou ayant une expression terrible ; la respiration stertoreuse ou tout-à-fait silencieuse. Ensuite, elle sort brusquement de cet état : elle pousse un cri perçant, s'asseoit sur son lit et retombe ; les muscles de la moitié gauche de la face se convulsent, la commissure labiale est fortement tirée en haut, la bouche s'ouvre, la langue sort; la face, congestionnée, se tourne à gauche, les yeux se dirigent en haut et à gauche, la rigidité est générale. — A cette période en succède une autre, caractérisée surtout par des convulsions cloniques : la jambe et le bras du côté droit exécutent des mouvements violents ; le bassin est projeté en avant; par moments, la malade mord ce qui se trouve à sa portée, ses draps, par exemple, ou cherche à griffer avec sa main droite. — Alors, apparaît un nouvel intervalle de calme, etc. — Pas d'écume. — P. 120; T. R. 38°,7.

A neuf heures, l'attaque continuant encore, on administre le chloroforme en très-petite quantité. L'état convulsif cesse presque aussitôt; la connaissance revient, la malade répond aux questions, bien que son exaltation soit grande. Elle accuse des douleurs dans le ventre, *prétend ne pas voir du tout* (1).

(1) Il s'agit ici, de même que chez Ler... (pages 122 et 146), d'une *amaurose*. Transitoire chez Etch... et Ler..., l'amaurose hystérique, à l'instar des contractures, des paralysies, etc., peut être *permanente*. Mais qu'elle ait une durée longue ou éphémère, l'amaurose hystérique guérit souvent d'une

Parfois, elle s'arrête au milieu d'une phrase : les yeux sont largement ouverts, fixes ; elle semble ne pas entendre. Ces sortes d'absences se répètent assez souvent et se compliquent : 1° de mouvements des lèvres et des muscles peaucier et buccinateur gauches ; 2° de bruits pharyngiens ; 3° de petites secousses dans les membres du côté droit.

A d'autres moments, l'embarras de la parole est dû à une espèce d'inertie de la langue qui ne fonctionne plus. La déglutition, elle aussi, est très-gênée, accompagnée de toux ; les mâchoires, contracturées, ne s'écartent que d'un ou deux centimètres. Etc... dit avoir une sensation de constriction à la gorge qui l'empêche d'avaler sa salive.

Les *deux régions ovariennes* sont douloureuses ; le ventre est médiocrement ballonné. – Les membres du côté gauche sont dans la même situation qu'avant l'attaque (contracture). — Le *bras droit est rigide*, accolé au tronc ; l'avant-bras légèrement fléchi en pronation ; la main et les doigts sont dans la flexion forcée. Le *membre inférieur droit* est rigide dans l'extension.

21 *mars*. Il n'y a pas eu de nouvelle attaque. Le *bras* et la *jambe* du côté *droit* sont redevenus libres.

9 *avril*. Depuis hier, agitation extrême, engourdissements et tremblement dans le membre supérieur droit ; augmentation de l'hyperesthésie ovarienne *droite* ; bourdonnements dans l'oreille du même côté.

11 *avril*. Embarras de la parole, gêne notable des mouvements de la langue, qui sort seulement par la commissure labiale gauche. — Sensation perpétuelle du besoin d'uriner. Par la sonde, on ne retire que quelques gouttes d'urine. L'appétit est presque nul ; les vomissements n'ont pas cessé. La malade éprouve des douleurs abdominales qui la font crier. Le *toucher vaginal* fait constater que l'utérus est en antéversion ; le col, tout-à-fait en arrière, est difficile à atteindre.

16 *mai*. Une attaque, survenue cette nuit, a laissé après elle du trismus et une aphonie complète. Quand on est parvenu à introduire, par les intervalles qui existent entre les dents, une petite quantité de liquide dans la bouche, la malade fait signe qu'elle ne peut avaler. Par instants, le bras droit se contracture. Les urines, aujourd'hui, ont été plus abondantes que de coutume.

17 *mai*. Etch... n'a pu prendre la moindre nourriture. Pas

---

façon subite : c'est ce que nous avons observé chez nos deux malades. Les miracles de Lourdes relatifs à la guérison d'accidents de ce genre n'ont rien de plus surnaturel. (Pour plus de détails, lire le mémoire de M. P. Diday : *Examen médical des miracles de Lourdes*, 1873.)

de vomissements; urines relativement abondantes. L'épaule droite est douloureuse. Les mouvements du bras correspondant sont tremblants.

18 *mai*. Le trismus, la contracture des mâchoires, l'aphonie et la dysphagie sont les mêmes. La malade, par signes, fait comprendre qu'elle a tout le côté droit de la tête serré comme dans un étau. — Analgésie de la main droite.

23 *mai*. Aucune amélioration. Afin de remédier, s'il y a lieu, à la dysphagie occasionnée par la contracture. M. Charcot fait administrer le chloroforme. Après une période d'excitation assez courte, on obtient la résolution des membres du côté droit (non paralysé); puis, l'inhalation étant continuée, on voit cesser la contracture de la jambe gauche et diminuer celle du bras gauche. Alors, la bouche se laisse entr'ouvrir, mais avec peine. Au fur et à mesure que l'anesthésie chloroformique a diminué, on a vu se reproduire la rigidité : les doigts se sont fléchis de nouveau, ensuite l'avant-bras; enfin, la jambe gauche s'est contracturée tout d'un coup.

Soir. La malade parvient, avec difficulté, à faire entendre quelques sons assez mal articulés. — Elle a pu avaler un peu de bouillie; consécutivement, elle a eu des nausées et a vomi des glaires. Elle se plaint : 1° d'une vive douleur au niveau de la partie supérieure des deux masséters, surtout à droite et à la région occipitale; — 2° d'un sentiment de constriction pharyngienne. Le trismus, moins prononcé, permet un léger écartement des mâchoires.

25 *mai*. La contracture des mâchoires a diminué. — La malade a pu manger un peu de viande et n'a pas vomi.

26 *mai*. Elle commence à parler, mais à voix basse.

2 *juin*. La malade mange, quoique médiocrement, sans vomir. La sécrétion urinaire est toujours très-faible. Etc., dit, à voix basse, ressentir, dans tout le côté droit du corps, des douleurs qui passent rapidement et qu'elle compare à une multitude de coups d'épingle; jamais encore, elles n'auraient revêtu ce caractère.

12 *juin*. Sans qu'il soit survenu aucun phénomène particulier, on a retiré par la sonde près de 2 litres d'urine. — Dès le lendemain, la quantité d'urine retombe à 110 grammes, puis à 95 grammes et oscille de 42 grammes (chiffre minimum) à 169 grammes (chiffre maximum) jusqu'au 30 juin. — A partir du 15, le trismus a diminué.

1er *juillet*. La malade parvient à écarter les mâchoires l'une de l'autre d'environ 3 centimètres, mais il ne lui est possible de parler qu'à voix basse, et, au bout de peu de temps, elle éprouve une sensation de fatigue, de gêne, d'abord à la région sternale, puis à la région laryngée où la pression est un peu douloureuse. Etch... déclare tout spontanément qu'elle sent au niveau du larynx quelque chose de raide (contracture des muscles). — A la main, le genou et la cuisse gauches — côté contracturé — paraissent plus froids que les parties correspondantes du côté droit. Les mollets sont également chauds et les pieds également frais et moites. Pas de différence bien appréciable entre les membres supérieurs. La température prise au-dessus du genou, à la face interne de la cuisse, avec le même instrument laissé à demeure pendant le même temps (20 minutes), est à 35°,6 des deux côtés. Lorsqu'on essaie d'allonger les doigts de la main gauche, la malade assure avoir dans l'avant-bras et dans le bras une sensation qu'elle compare à une gouttelette d'eau qui remonterait au milieu du membre, puis une douleur à la région précordiale et des battements de cœur. En effet, le *pouls*, qui était à 84, s'est élevé à 112 après la tentative d'extension. Etch... aurait, en outre, une sensation de saisissement, d'oppression et, enfin, de sécheresse de la bouche. — La *sensibilité électro-musculaire* a disparu. Lorsque les rhéophores sont appliqués sur les muscles, les courants continus donnent peu de contraction. Les contractions sont, au contraire, très-manifestes et très-faciles à obtenir en plaçant les rhéophores sur le trajet des nerfs musculaires. Le courant ascendant donne des contractions un peu plus énergiques que le courant descendant, mais la différence est très-minime.

Septembre. On électrise les muscles de la face et de la région antérieure du cou. En *octobre*, les mâchoires s'écartent davantage. La malade parle encore bas; mais, en novembre, elle recouvre la voix haute. La contracture persiste dans les membres du côté gauche.

1873. Dans le courant de l'année, la contracture du membre inférieur gauche s'amende au point que la malade est capable de se promener dans la cour de l'infirmerie, en traînant la jambe et en s'aidant d'une canne. — Les digestions sont mauvaises; plusieurs fois par mois, elle a des vomissements; ceux-ci deviennent plus fréquents dans les cinq derniers mois, sans être cependant quotidiens ; ils augmentent quand la sécrétion urinaire, qui est toujours très-faible, descend à des chiffres insignifiants, 15, 10, 7 grammes en vingt-quatre heures.

V.

Ischurie; dysphagie; alimentation par la sonde œsophagienne.

1874. *Janvier*. Douleurs dans les reins qui empêchent la malade de se lever et de marcher. De temps à autre, accès d'étouffement.

Février-Juin. L'oppression se manifeste préférablement après chaque repas. Etch... éprouve des douleurs en ceinture (?), elle est obligée de s'asseoir ; sa figure prend une coloration d'un rouge pourpre. Sa nourriture se compose d'un peu de lait, de vin ou de jus de viande. L'auscultation ne fait constater rien d'anormal dans les poumons.

Juillet. L'oppression est à peu près continuelle. La difficulté d'avaler des aliments liquides augmente ; quant à la déglutition des aliments solides, il y a longtemps qu'elle n'est plus possible.

1er *août*. Elle venait de humer la moitié d'un œuf quand elle fut prise d'un accès d'oppression telle qu'elle se jeta à bas de son lit : *Elle croyait qu'elle allait étouffer*. Ces accidents ont duré une heure. L'intelligence fut simplement obnubilée. A partir de cette crise, impossibilité d'avaler quoi que ce soit : contracture des mâchoires, dysphagie.

2-11 *août*. Les accès d'étouffement reviennent tous les jours et ont une grande intensité. — Douleurs constrictives à la région épigastrique, pour lesquelles on lui fait des injections sous-cutanées de morphine. — Bains prolongés ; lavements de bouillon et de lait qu'elle garde à peine quelques minutes. — Application d'une vessie de glace sur la région ovarienne gauche.

25 *septembre*. Sous l'influence du traitement, les accès d'étouflement sont devenus moins violents et plus rares.

15 *novembre*. Parfois encore, légers accès d'oppression. M. Charcot supprime la glace, parce que la malade se plaint que son poids la fatigue. — Sensations fréquentes de vertige. — Soif vive, empêchant le sommeil. La malade humecte sa bouche avec quelques gouttes de lait ou de vin.— Même mode d'alimentation.

7 *décembre*. Les tentatives faites jusqu'à ce jour pour introduire la sonde œsophagienne par l'une des narines avaient échoué. Aujourd'hui, nous parvenons à placer la sonde à l'aide de laquelle on injecte du bouillon. — La *sécrétion urinaire* est toujours très-diminuée ; quelquefois, durant trois, quatre ou cinq jours, on ne retire rien par la sonde ou seulement quelques gouttes d'urine. — Depuis le 1er août jusqu'au 7 sep-

tembre, la malade n'a eu que deux garde-robes ; les matières étaient très-dures, leur expulsion n'a pu s'effectuer qu'après des efforts considérables et, la dernière fois, il s'est produit une chute du rectum qui, d'ailleurs, a été réduite facilement. — Etch... a maigri ; sa vue a baissé (elle ne peut plus lire). La mémoire a diminué, surtout en ce qui concerne les faits récents. Ces différents phénomènes nous paraissent relever de l'inanition. — De temps en temps, reparaissent des douleurs constrictives à l'épigastre et des douleurs à la région lombaire.

31 *décembre.* La malade a reçu quotidiennement, par la sonde œsophagienne : 18 centilitres de bouillon, 30 de lait, 18 de vin, 250 grammes de café et 100 grammes de rhum. L'amaigrissement est de moins en moins prononcé. — Les vertiges sont rares. Les grands accès d'étouffement ont disparu. — Quand la sécrétion urinaire a été pendant un certain nombre de jours peu abondante ou presque nulle, la malade rend, en un jour, une certaine quantité d'urine. Ainsi, le 27 novembre, on retire 300 gr.; puis, du 27 novembre au 10 décembre, la moyenne a été de 100 gr. à peine. Le 12 décembre, 1 litre 45. Du 12 au 31 décembre, la quantité d'urine a constamment été au-dessous de 50 gr. (En moyenne, 40 gr.)

1875. 18 *janvier.* Hier, aussitôt après l'injection de son déjeuner, Etch... a été prise d'un accès d'oppression, avec cyanose de la face, et a demandé qu'on ouvrît la fenêtre. Les accidents n'ont cessé qu'au bout de six heures. Depuis lors, les douleurs lombaires, sternales, en ceinture, sont presque continuelles et s'accompagnent de bouffées de chaleur à la face, qui se couvre de sueurs. Croyant calmer ses souffrances, Etch... s'est découverte; mais, dès que le froid se faisait sentir, les douleurs avaient plus d'acuité.

26 *janvier.* Les accès d'oppression persistent. Depuis le 20, ils débutent par une violente douleur dans le rectum; c'est, dit la malade, comme si on introduisait de force quelque chose de très-volumineux. Puis, elle a des tiraillements qui se propagent à la vulve, s'étendent bientôt à tout le bassin en prédominant un peu en dedans de chacune des épines iliaques antéro-supérieures. Du bassin, les douleurs s'irradient vers l'épigastre et remontent enfin *derrière le cou.* A ce moment, apparaissent l'oppression, les bouffées de chaleur et la céphalalgie : il s'agit là, sans doute, d'attaques hystéro-épileptiques avortées.

28 *janvier.* Les douleurs rectales et celles qui occupent l'excavation du bassin sont maintenant à peu près continuelles et arrachent souvent des cris à la malade. Les exacerbations

ont toujours les mêmes caractères et surviennent plutôt lorsque l'estomac est plein.

15 *mai*. Depuis le 20 janvier, les douleurs ovariennes gauches, avec sensation de tiraillement, d'arrachement ou de resserrement dans le rectum et le vagin, n'ont pas discontinué. Elles sont plus marquées durant les périodes où les urines sont très-diminuées. C'est surtout alors qu'elles s'irradient vers les lombes et les flancs. Le moindre contact sur les régions douloureuses est insupportable. Quelques jours avant les évacuations considérables d'urine, dont nous avons déjà parlé, les douleurs redoublent. Ce redoublement a été plus violent après la dernière crise. Les irradiations douloureuses, quand elles sont exagérées, amènent des vomissements incoercibles. Quelques instants après l'introduction du déjeuner par la sonde, les liquides reviennent par le nez sans que la malade en ait conscience. Depuis deux semaines, elle vomit tout ce qu'on lui fait prendre. Les douleurs, qui s'étaient calmées le 12 et le 13, tout en restant permanentes, ont reparu hier avec plus d'intensité que jamais. Les urines étaient supprimées depuis vingt-quatre heures. Ce matin, Etch... a senti, par trois fois, son pied droit, ordinairement libre, se tourner en dedans. Elle accuse des sensations très-singulières; elle sent comme un jet de vapeur dans les oreilles, elle voit des éclairs devant l'œil droit, elle a des bouffées de chaleur, elle se plaint d'une sensation de roulement le long de la colonne vertébrale, d'une pesanteur dans le bas-ventre qu'elle distingue d'une envie d'uriner. Ces sensations fugitives, disparaissant pour revenir bientôt, ont été suivies de l'évacuation, en une heure, de trois litres et demi d'urine.

Soir. Etch... a encore rendu par la sonde 800 gr. d'urine. La crise (attaque avortée) a laissé un grand abattement et un certain embarras de la parole.

16 *mai*. Abattement; clignottement; éclairs; embarras de la parole.

17 *mai*. La contracture des mâchoires s'est aggravée. Les mâchoires ne peuvent être écartées de plus d'un centimètre. — La langue n'est pas contracturée, elle est molle et exécute même quelques mouvements; la malade parvient à la faire avancer jusque sur les dents. — Les membres du côté gauche sont toujours contracturés : ceux du côté droit sont libres.

18 *mai*. La malade a eu hier une attaque: douleurs ovariennes des deux côtés, douleurs anales, irradiations à l'épigastre, au cœur, au cou, et dans les deux tempes. L'aura, toutefois, aurait été plus marquée à gauche; puis, cris, face violacée, grimaçante; les yeux étaient tantôt fixes, tantôt déviés à gauche ou à droite. On n'a pas observé de grandes se-

cousses. Durant l'attaque, qui a duré trente minutes, l'avant-bras droit, fléchi sur le bras, est allé s'appliquer dans le dos et il est resté dans cette position pendant trois heures. On a remarqué alors que la contracture des mâchoires était encore plus prononcée (l'arcade dentaire inférieure est collée par-dessus l'arcade dentaire supérieure) et que les membres du côté droit étaient contracturés.

Ce matin, en raison de la contracture des mâchoires, la malade ne peut plus parler et les quatre membres sont contracturés. — Comme toujours, le *bras gauche* est dans la demi flexion et la *jambe gauche* dans l'extension. Quant aux membres du *côté droit*, ils ont l'attitude suivante :

Membre supérieur. Le bras est accolé au tronc, l'avant-bras fléchi à angle droit sur le bras, la main modérément fléchie, les doigts dans la demi-flexion. — L'épaule et le coude sont rigides ; le poignet est raide ; les doigts sont très-rigides.

Membre inférieur. Il est dans l'adduction forcée. La cuisse est à demi-fléchie et collée sur la cuisse gauche qu'elle croise par sa partie moyenne. La jambe est fortement fléchie et disposée de telle sorte qu'elle fait un angle droit avec la cuisse gauche. Le pied est en varus ; les orteils sont excessivement fléchis. — Toutes les jointures sont très-rigides.

Tout le côté gauche est, comme auparavant, anesthésié. A droite, l'insensibilité est également absolue sur le membre inférieur droit et sur la moitié droite du tronc ; mais, au cou, à la face et sur le bras droit, la sensibilité n'est pas tout-à-fait abolie.

A droite, il y a enfin, au niveau de la région sacrée, de la fesse et du membre inférieur, des *douleurs spontanées*, revenant par accès de quart d'heure en quart d'heure environ ; elles paraissent suivre le trajet du nerf sciatique. — Parfois aussi, Etch... a des douleurs semblables sur le trajet du plexus brachial (région claviculaire, bras, main). — Ces douleurs sont rappelées ou exaspérées par les mouvements que l'on cherche à imprimer aux membres pour constater le degré de la rigidité.

19 *mai*. Les crises névralgiques reviennent approximativement tous les trois quarts d'heure. — La contraction est la même. — La malade fait comprendre que sa langue est arc-boutée à la voûte palatine, qu'elle souffre au niveau des articulations temporo-maxillaires ; qu'elle ne voit presque pas de l'œil droit. En effet, elle ne distingue pas les objets que l'on place devant cet œil. — L'anesthésie est complète par tout le corps (pincement, transfixion, froid, chatouillement, etc.). — Relativement à la langue, on constate qu'elle n'est pas dure. — Etch... répond par signes ou par

une espèce de grognement. Elle vomit tout ce qu'on injecte par la sonde. T. R. 38°, 1. — *Injections* sous-cutanées de *morphine.*

20 *mai.* Les injections l'ont un peu soulagée. — Même état de la face, des mâchoires, etc. Nulle trace de roideur du cou. Céphalalgie. — La contracture a diminué au membre supérieur droit. Le coude est à peine roide ; le poignet et les doigts sont souples. La malade se sert de sa main et soulève, avec effort il est vrai, le membre tout entier.—La rigidité est toujours aussi intense aux membres inférieurs et au bras gauche. — L'insensibilité est aussi absolue, et la vision aussi altérée qu'hier T. R. 38°, 3. — *Soir.* T. R. 38 degrés.

21 *mai.* Aucun changement. T. R. 38°, 6. — Injections sous-cutanées de sulfate neutre d'*atropine* (0 gr. 05 pour eau 10 grammes). — *Soir.* T. R. 38 degrés.— Epistaxis. Les vomissements sont les mêmes ; la sécrétion urinaire est toujours anormale. Etch.... n'a eu que deux selles depuis le 7 décembre jusqu'à ce jour.

22 *mai. Matin.* La face est souvent congestionnée. La contracture des mâchoires n'a pas subi de modifications. Il y a encore des douleurs lancinantes dans les articulations des mâchoires dont il est impossible de vaincre la contracture. La langue, que l'on aperçoit par des intervalles des dents, est assez souple ; mais sa pointe s'applique contre la voûte palatine. — L'introduction de la sonde s'opère sans difficulté. Les vomissements par le nez et l'ischurie persistent.

Le coude, le poignet, les doigts sont devenus à peu près libres. Les mouvements sont assez étendus. L'épaule ne conserve qu'un peu de roideur. L'élévation complète du bras n'est pas encore possible. Les douleurs lancinantes dans les bras et le membre inférieur droits la font toujours souffrir ; mais les injections d'atropine l'ont plus calmée que les injections de morphine.

Après l'injection d'atropine, à midi et demi, la malade a été calme pendant quelque temps ; mais, dans l'après-midi, elle a eu des douleurs dans la langue, comparables à celles des piqûres d'épingle, des élancements dans la moitié droite du cou et elle a été très-agitée. On a remarqué de fréquents changements de coloration de la face, qui était tantôt très-pâle et tantôt très-rouge.

VI.

Guérison.

A *six heures*, on a pratiqué une seconde injection d'atropine après laquelle la malade est redevenue calme jusqu'à sept heures un quart. A ce moment s'est produit un *accès de suffocation* qui a été suivi de la disparition complète de tous les symptômes hystériques permanents qui affectaient la malade depuis si longtemps.

Etch... pousse subitement des cris étouffés; l'infirmière accourt et la trouve avec la face rouge, grimaçante, contorsionnée, la tête fortement tournée à gauche, le menton touchant pour ainsi dire l'épaule. Elle était en proie à une oppression violente. Cet état durait depuis cinq minutes, quand la torsion de la tête s'est encore exagérée. La malade, ainsi qu'elle l'a raconté plus tard, s'est imaginé qu'elle allait étouffer. Sous l'influence de cette sensation, elle s'est débattue de la tête, du tronc et du bras droit redevenu à peu près libre depuis le matin, cherchant à écarter les personnes qui la maintenaient, et montrant la fenêtre. Ce geste fit supposer qu'elle voulait se précipiter dans la cour, opinion motivée sur les menaces qu'elle faisait parfois, dans ses colères, de se jeter par la fenêtre. Or, ce n'était pas là sa pensée, c'était de l'air qu'elle voulait. Dans cette lutte, tout d'un coup, on s'aperçoit que la jambe droite, qui, jusqu'alors, avait été fléchie, s'était allongée. La contracture des mâchoires avait disparu complétement et la malade s'écriait: « Je veux descendre du lit! je veux marcher! »

Bientôt on remarque que l'avant-bras gauche, qui était fortement fléchi, se met à angle droit sur le bras, puis qu'il s'allonge brusquement et à l'instar d'un ressort qui se détend.

Toute cette scène ne s'était point passée sans bruit: la sous-surveillante, les infirmières de la salle voisine étaient accourues. Nul danger, par conséquent, n'était plus à redouter: on laissa la malade descendre de son lit. Quand elle fut debout, on vit que la jambe gauche, elle aussi, avait recouvré ses mouvements. Personne n'a entendu de craquement dans les membres quand ils se sont décontracturés. Une fois par terre, la malade se mit à marcher, en chancelant, comme les personnes qui ne sentent pas la résistance du sol; elle répétait sans cesse: « Je veux marcher! je veux marcher! » Elle fit le tour des lits voisins et s'assit. On lui présenta une tasse de lait qu'elle but d'un seul trait. La figure avait repris progressivement sa physionomie habituelle.

Un examen attentif montre que la *marche* n'est pas encore tout à fait normale. La malade s'appuie facilement sur la jambe gauche, mais elle la soulève avec difficulté, comme si elle était d'un poids considérable. Elle doit être lancée tout d'un coup pour être placée devant la jambe droite, dont les mouvements, d'ailleurs, sont bien plus libres.

Tous les *mouvements* du bras gauche s'exécutent aisément, et la malade serre à peu près (?) également des deux côtés. Elle se plaint de douleurs dans l'épaule gauche et d'une sensation de froid dans la main correspondante. La *sensibilité* est revenue, mais seulement en partie. Ainsi, les piqûres d'épingle ne sont douloureuses que si elles sont profondes ; le chatouillement de la plante des pieds ne produit aucun mouvement réflexe, la sensibilité au contact est obtuse par tout le corps. La sensibilité au froid semble avoir reparu ; elle serait même exaltée dans la région dorso-lombaire gauche.

L'*ouïe*, la *vue*, l'*odorat* sont aussi altérés que les jours précédents. Rien non plus de changé pour le *goût*. On fait prendre successivement à la malade du vin, du lait, du pain : elle ne fait aucune différence. — La déglutition s'opère sans la moindre difficulté. Etch... essaie d'uriner spontanément, sans y parvenir. Par la sonde, elle retire 33 grammes d'urine (1).

23 *mai*. La nuit a été très-calme, quoique sans sommeil ; d'après la malade, l'insomnie aurait été occasionnée par le besoin incessant d'aller à la garde-robe qui l'a tourmentée.

A 8 heures, elle a pris du café au lait (2). — Au moment de la visite, elle est debout. Les membres du côté droit sont animés d'un léger tremblement. La sensibilité paraît un peu plus obtuse à droite qu'à gauche.

Les sens spéciaux sont encore paralysés à droite et à gauche.

25 *mai*. Voici comment la malade décrit les symptômes de la crise du 22 mai. Elle était couchée sur le côté gauche quand, tout d'un coup, elle a senti une douleur intense, qu'elle compare à la morsure d'un chien, qui, partant du « croupion » a monté « comme un chemin de fer » le long de la colonne vertébrale. Parvenue à la nuque, cette douleur est devenue plus forte : *il me semblait*, dit la malade, *qu'on me saisissait violemment le cou pour m'étrangler*. Puis, la tête a été envahie ; elle avait comme un bandeau qui la serrait. Espérant calmer ces sensations affreusement pénibles, elle a voulu lever la tête ; mais celle-ci, au lieu d'obéir au mouvement qu'elle désirait

(1) Vers huit heures et demie, elle a demandé le prêtre.

(2) On l'a fait communier dans la salle.

lui imprimer, s'est portée vers l'épaule gauche. C'est à cet instant qu'Etch... a poussé un cri, qu'on est accouru auprès d'elle, qu'une lutte s'est engagée parce qu'elle voulait se lever afin d'échapper à la sensation de strangulation qui lui faisait croire qu'elle allait mourir et enfin qu'elle s'est mise en colère. A partir de là, tout souvenir de ce qui s'est passé jusqu'au moment où on l'a fait boire a entièrement disparu. Elle n'a aucune notion sur le mode de disparition de la contracture des membres.

Ce matin, nous voyons Etch... levée ; elle s'est déjà promenée dans la salle. Ses jambes sont encore faibles ; quelquefois, les genoux fléchissent. Elle se sert de ses bras. Hier soir, elle déclare avoir éprouvé des fourmillements dans la plante du pied droit et des crampes dans la main du même côté. Par moments, elle a des douleurs au niveau de la tempe gauche. Les deux dernières nuits ont été bonnes ; le sommeil a été paisible.

La *vue* est toujours très-affaiblie à gauche. La malade ne distingue ni les doigts pris isolément, ni la main tout entière. Les personnes et les objets lui donnent la sensation d'une ombre qui passe. A gauche, la vue est encore anormale : elle ne reconnaît pas les couleurs.— L'*odorat* est revenu ; toutefois il est moins fin dans la narine gauche par rapport à la droite. Le *goût* est encore obtus sur les deux moitiés de la langue, principalement à gauche.

La *sensibilité* au contact, au pincement, au froid, au chatouillement, etc., a reparu sur tout le corps ; c'est à peine s'il y a une légère différence au détriment du côté gauche.

26 *mai*. Au dynamomètre, 85 pour la main droite, 62 pour la gauche. — Etch... est capable de se tenir alternativement et sans appui sur l'une ou l'autre jambe. Elle distingue, avec l'œil gauche, les traits de la physionomie des personnes qui l'entourent. Elle mange avec appétit; ses digestions sont bonnes ; les selles presque quotidiennes. — Les religieuses de l'hôpital Sainte-Eugénie sont venues la voir (1) ; elle a descendu les reconduire jusque dans la cour de l'infirmerie : « Je descends et je monte lestement les escaliers », dit-elle.

27 *mai*. Au dynamomètre, 70 à droite, 57 à gauche. L'examen de la vision, pratiqué par M. Landolt, a donné les résultats suivants : *œil gauche*. Etch... reconnaît les mouvements de la main à 60 centimètres ; mais elle ne peut compter les doigts.

(1) Etch... nous a déclaré que les religieuses avaient été tout stupéfaites de la voir guérie. Or, nous avons appris de source certaine qu'elle les avait fait prévenir par une infirmière.

Achromatopsie complète. — Le champ visuel est rétréci concentriquement jusqu'au point de fixation. — *Œil droit.* Elle compte les doigts à un mètre. Elle reconnait le rouge ; l'orange lui paraît rouge ; le jaune, marron ; le bleu, le vert et le violet sont vus en noir. Le champ visuel est rétréci concentriquement jusqu'à moins de 5 degrés du point de fixation. Il est un peu plus étendu en dehors. — A l'ophthalmoscope, on ne découvre absolument rien d'anormal ni d'un côté, ni de l'autre.

29 *mai.* Au dynamomètre, 70 à droite, 45 à gauche.—Parfois la langue est lourde et il y a, alors, un léger embarras de la parole. La marche se fait sans fatigue. — L'urination est naturelle. — Les fonctions digestives sont régulières.

31 *mai.* Au dynamomètre, 90 à droite, 55 à gauche.— La vision est encore moins nette à gauche qu'à droite. — Etch... assure ne pas avoir eu d'hallucinations tout le temps qu'a duré la contracture des quatre membres et la contracture des mâchoires. Elle raconte que, dès qu'elle s'endormait, elle avait des cauchemars, s'imaginant qu'on voulait la tuer, la jeter à l'eau ; la peur l'éveillait et la crainte de retomber dans ces rêves désagréables l'empêchait de se rendormir.

2 *juin.* L'acuité visuelle, la perception des couleurs, l'étendue du champ visuel, sont à l'état physiologique. Les derniers vestiges des symptômes permanents de l'hystérie ont disparu et Etch... peut être regardée comme entièrement guérie.

1876. *Juin.* La sensibilité spéciale et générale est normale. —Le sommeil est assez bon, mais la malade s'éveille plusieurs fois chaque nuit ; jusqu'à la fin de l'année 1875, Etch... dit qu'elle rêvait beaucoup, qu'elle avait des cauchemars.— Les deux jambes sont également solides ; de temps en temps, crampes dans les pieds et les mollets ; souvent, dans la marche, les pieds se renversent. — Il existe encore des craquements dans les cous-de-pieds, les genoux, les coudes et les épaules, principalement à droite. — L'appétit est bon ; les garde-robes sont toujours assez rares (3, 4 ou 5 jours) ; la défécation est d'ordinaire douloureuse et quelquefois donne lieu à une chute du rectum.— La miction s'accomplit sans douleur ; la quantité des urines est normale ou *très-exagérée.*— Parfois, douleurs au niveau de la région ovarienne gauche. — Etch... n'a pas eu de nouvelles attaques. Elle travaille et, à l'occasion, remplit les fonctions d'infirmière.

VII.

Réflexions.

Parvenus au terme de cette longue odyssée pathologique, nous estimons opportun de rappeler, dans un résumé concis, les principaux faits qui la constituent. Chemin faisant, nous nous efforcerons de relever les enseignements qui nous paraissent en découler.

1. Dès le début, l'hystéro-épilepsie a revêtu, chez cette femme, une allure anormale. C'est ainsi que la première attaque, au lieu d'éclater aussitôt après l'émotion vive à laquelle elle semble devoir être rattachée, n'est survenue qu'au bout d'une année. La maladie a offert ensuite, dans le cours de sa longue durée, cette particularité fort curieuse que, malgré la rareté des attaques convulsives proprement dites, l'on a vu survenir la plupart des accidents connus aujourd'hui sous le nom d'*hystérie locale.* Avant de les passer en revue, arrêtons-nous un instant sur les attaques elles-mêmes.

a. Les *attaques* se sont montrées d'abord sans avertissement ; puis, elles ont été régulièrement précédées d'une *aura* ayant tous les caractères décrits par M. Charcot (1): hypéresthésie ovarienne gauche, nœud épigastrique, palpitations cardiaques, laryngisme, phénomènes céphaliques. — La période convulsive n'avait rien de spécial. — La crise se terminait d'ordinaire par un retour rapide et complet de la connaissance (2). — Dans les derniers temps, les attaques avortaient quelquefois et se traduisaient par des douleurs névralgiques et des symptômes de suffocation.

---

(1) Charcot. — *Leçons sur les maladies du système nerveux* ; t. I, 2e édition, p. 320.

(2) La température centrale, sous l'influence des attaques ne dépassait pas, suivant la règle, la chiffre de 38 degrés et quelques dixièmes. Pour plus de détails sur la température dans l'hystérie, voyez Bourneville : *Etude cliniques et thermométriques sur les maladies du système nerveux*, p. 247-251.

b. Aux attaques sont bientôt venues s'ajouter des *hémorrhagies* de diverses muqueuses. En premier lieu, ce furent des pertes utérines, puis des hématuries, des épistaxis, enfin des hématémèses. Ces *hémorrhagies des muqueuses*, assez communes chez les hystériques, en particulier les hématémèses, n'ont rien d'extraordinaire, pas plus que les *hémorrhagies cutanées* qui, elles, sont plus rares et frappent davantage l'imagination des personnes peu habituées à l'observation des hystériques. Elles n'ont pas non plus chez ces malades, même quand elles sont abondantes, la gravité qu'elles ont dans toute autre circonstance (1).

c. Une *rétention d'urine*, qui a duré près de dix ans, a constitué le second accident. Elle a succédé à l'anurie qui avait accompagné une attaque de choléra (1866). Pendant plusieurs années, le cathétérisme s'est effectué sans difficulté. Plus tard, une contracture du col de la vessie étant survenue, l'introduction et le retrait de la sonde, qui était en quelque sorte pincée par le spasme du sphincter vésical, devinrent très-douloureux. Longtemps la quantité des urines resta normale. Ce n'est qu'en 1871 que l'on s'aperçut de l'existence de l'*ischurie*. Faut-il invoquer comme conditions favorables à son développement la néphrite avec anasarque généralisée que semble avoir eu la malade et surtout la longue durée de la rétention d'urine? Nous ne saurions nous prononcer à cet égard.

d. En 1868, après une attaque, on remarqua l'existence d'une *hémianesthésie* du côté gauche bientôt suivie d'une paralysie des membres du même côté. Chez Etch..., de même que chez beaucoup d'autres malades, l'apparition

(1) On trouvera des renseignements sur ce sujet dans les mémoires suivants : Parrot, *Etude sur la sueur du sang et les hémorrhagies névropathiques*. Paris, 1869. — Ferran, *Du vomissement de sang dans l'hystérie*. Paris, 1874. — Bourneville, *Louise Lateau ou la stigmatisée belge*, 1875.

des phénomènes paralytiques était précédée d'une exacerbation de l'hypéresthésie ovarienne, de fourmillements et quelquefois de douleurs dans la moitié du corps où ils allaient se montrer. On eut l'occasion de les noter, lorsque, dans le cas actuel, à diverses reprises, la paralysie de la sensibilité et du mouvement envahirent le côté droit. L'hypéresthésie ovarienne semble être plus spécialement l'indice avant-coureur des accidents. Limitée pendant longtemps à l'ovaire gauche et coïncidant d'abord avec une hémianesthésie de la moitié correspondante du corps, puis avec une paralysie motrice et plus tard enfin avec la contracture des membres, elle envahit, à d'autres moments, l'ovaire droit et, à chaque fois, on vit survenir dans la moitié droite du corps, l'anesthésie, la paralysie du mouvement et la contracture. La connaissance de ces accidents et de leur enchaînement est aujourd'hui classique, grâce aux recherches de notre maître, M. Charcot. Aussi n'insisterons-nous pas longuement sur les particularités qui les caractérisent. Toutefois, en ce qui concerne l'hémianesthésie, il ne faut pas oublier qu'elle intéresse en même temps la sensibilité générale et la sensibilité spéciale. Les modifications de l'ouïe, de l'odorat, du goût et surtout de la vue ont été consignées avec des détails suffisamment minutieux dans le cours de l'observation pour que nous n'y revenions pas de nouveau.

c. Nombreuses et variées ont été, dans ce cas, les formes revêtues par la *contracture*. Limitée à l'origine au membre supérieur gauche *(forme hémiparaplégique)*, elle a envahi ensuite le membre inférieur correspondant *(forme hémiplégique)*; plus tard, tout en persistant à gauche, elle gagna les membres du côté droit *(forme diplégique)*. Nous devons mentionner, à ce propos, quelques-uns des signes qui annoncent communément l'approche de la contracture et qui se sont montrés chez Etch... Ces signes sont les suivants : la main ou le pied du membre menacé de contracture se contracturent d'une façon passagère; le membre lui-même est pris par instants d'un tremblement choréiforme et est le siége tantôt de douleurs névralgiques, tantôt de simples fourmillements. Enfin, il est bon de savoir que, le plus souvent, l'apparition ou la disparition d'un symptôme permanent de l'hystérie succède à une attaque convulsive. Il y a là une relation très-intéressante qui nous arrêtera plus loin (1).

f. Outre les contractures des membres, Etch... a été atteinte d'une *contracture du col de la vessie*, des muscles des mâchoires, des muscles du pharynx et du larynx, et chacune de ces contractures a été suivie elle-même de nouveaux phénomènes hystériques permanents : *rétention d'urine*, impossibilité de la mastication, *dysphagie* nécessitant l'alimentation par la sonde œsophasienne, *aphonie* et *dyspnée*.

g. Quelques autres symptômes, secondaires à la vérité, ne doivent pas être cependant passés sous silence. Telles sont les *douleurs névralgiques* et les *arthralgies*. Celles-ci, en particulier, ne sont pas encore suffisamment connues, car elles sont quelquefois l'occasion d'erreurs de diagnostic. C'est ainsi que nous avons pu craindre le développement d'une tumeur blanche du genou chez une jeune hystérique, affectée d'une arthralgie qui, un jour, disparut presque tout d'un coup (2).

h. Les *vomissements alimentaires*, qui ont duré plusieurs années, constituaient une cause de dénutrition qui, chez tout autre malade qu'une hystérique, aurait conduit à une terminaison fatale. Ce n'était qu'une très-faible quantité d'aliments qui était absorbée ; malgré cela, Etch... con-

(1) Voir pour plus de détails sur les formes cliniques : Bourneville et Voulet. — *De la contracture hystérique permanente.*
(2) Voyez aussi : Ferran, *loc. cit.*

servait toutes les apparences de la santé. Et ce fut seulement lorsque l'on fut obligé de recourir aux lavements alimentaires, c'est-à-dire du mois d'août au mois de décembre 1874, que l'on constata un certain degré d'amaigrissement. Il disparut, d'ailleurs, dès qu'il fut possible d'introduire la sonde œsophagienne. Sous l'influence de ce mode d'alimentation, et bien qu'il arrivât très-fréquemment, presque chaque jour, à la malade de vomir, elle recouvra promptement son embonpoint antérieur. M. Charcot a insisté, dans la leçon qu'il fit sur l'ischérie hystérique, alors que la quantité des altments n'avait pas encore été aussi réduite qu'elle le fut en 1874, sur la résistance des hystériques à l'inanition.

i. Nous reviendrons dans un instant sur les vomissements et l'urination ; mais il est une excrétion qui, elle aussi, a été profondément troublée. Même avant le début des attaques, Etch.... avait des garde-robes rares, irrégulières : puis, dans les premières années de sa maladie, la constipation s'aggrava ; plus tard encore, dans les premiers temps de la contracture, elle n'avait d'évacuations alvines qu'au bout de quelques semaines ; enfin, durant la phase de l'alimentation insuffisante, c'est-à-dire pendant dix mois, elle n'a eu que quatre ou cinq garde-robes.

II. L'*ischurie* n'est pas une manifestation fréquente de l'hystérie, et, même dans les cas peu nombreux où elle a été observée, il est rare qu'elle ait été étudiée au point de vue chimique.

Tout au plus rencontre-t-on trois faits où des analyses soient relatées. Le premier est en somme celui que nous rapportons aujourd'hui. Dès le mois d'avril 1871, M. le professeur Charcot avait observé l'ischurie dont était atteinte Esch.... et, quelques temps après (mars 1871), il chargeait M. Gréhant de l'étudier au moyen de la méthode d'analyse que ce physiologiste venait de publier.

Après une série de 12 dosages, M. Gréhant obtint la

moyenne de 179 milligrammes d'urée excrétés par jour : c'est environ la centième partie de la quantité quotidienne d'urée que rendent les individus de l'âge de notre malade.

L'année suivante, M. Fernet (*Union médicale*, 1873) ayant rencontré un nouveau cas d'ischurie à l'Hôtel-Dieu, faisait exécuter par M. E. Hardy une série d'analyses qui démontrait la disparition presque complète de l'urée dans la sécrétion rénale et son apparition dans les vomissements. Presque en même temps, M. Secouet (Thèse de Paris, 1873) citait un cas où, malheureusement, un seul dosage avait été fait. Il avait démontré la présence dans l'urine de 24 heures de 6 grammes d'urée, ce qui n'a rien d'absolument anormal.

Voilà l'histoire chimique probablement de l'ischurie hystérique, car il ne nous a pas été possible de rencontrer d'autres faits et, ni M. Fernet, ni M. Secouet n'en signalent d'autres dans leur mémoire.

Mais revenons à notre malade : On a pu voir dans la relation détaillée de son histoire que, dès le début de l'ischurie, on observa une sorte de compensation entre la suppression de la fonction urinaire et la production de vomissements abondants.

Cette compensation s'étendait à l'élimination de l'urée. Il se passait là ce qu'on voit chez l'animal à qui l'on a pratiqué la ligature de l'uretère et chez qui l'élimination de l'urée s'effectue par l'estomac et l'intestin. (Bernard et Bareswill.)

En se reportant aux *Leçons sur les maladies du système nerveux* de M. le professeur Charcot, on trouvera une suite de tableaux où sont consignés les résultats disséminés dans notre observation. J'en résume ici les traits principaux. En juillet 1871, la moyenne des vomissements est d'un litre par jour. *Deux* grammes d'urine sont excrétés chaque jour.

En août, les vomissements sont encore d'un litre par jour, la moyenne de l'urine est de 3 gr. Il survient même une anurie totale qui dure dix jours. Nous sommes ici dans les conditions physiologiques de la ligature des uretères.

En septembre, les vomissements ont pour moyenne un litre 1/2, l'urine 2 gr. 1/2.

Il y a, on le voit, balancement régulier entre les deux phénomènes, et cela est plus frappant encore à l'inspection des courbes. On voit, en effet, la ligne des vomissements s'élever quand s'abaisse celle de la sécrétion urinaire et réciproquement (Voir notre PLANCHE III).

Ce qui était vrai pour l'élimination dc l'eau l'était aussi, (M. Gréhant l'a démontré) pour l'excrétion de l'urée. Un jour (10 oct.) où l'urine contenait 179 milligrammes d'urée, les vomissements en contenaient 3 gr. 699. Or, cette urée s'amassait-elle dans le sang ? Ici encore, M. Gréant donna la solution du problème : le sang d'Etch.... contenait exactement la même quantité d'urée que celui d'une de ses voisines de salle qui n'était point atteinte d'ischurie.

Après une rémission qui a été signalée dans le cours de l'observation, une nouvelle période d'oligurie reparaît (janvier 1872); et ici nous remarquons un phénomène nouveau : c'est une sorte d'alternance entre l'anurie et de véritables crises de polyurie. Nous retrouvons ce fait plus marqué encore dans les jours qui précédèrent la guérison subite.

Pendant un espace de temps (janvier, octobre 1872), la moyenne des urines a été de 206 gr. contenant 5 gr. d'urée; la moyenne des vomissements était de 362 gr., renfermant 2 gr. 138 d'urée. La compensation se produisait encore. Mais le total était bien faible, et nous allons d'ailleurs retrouver ce même résultat dans la période que nous avons pu observer nous-même.

Etch... se trouvait dans une 2e période d'anurie qui durait depuis le mois d'août 1874, quand M. Charcot nous a chargé de reprendre l'étude commencée par M. Gréhant.

Nous n'avons pas effectué moins de 112 dosages, dont nous avons représenté les résultats sur la courbe jointe à ce travail. (Pl. III.) Nous avons, de plus, recherché quelles étaient, dans le cas qui nous occupait, les variations des chlorures et de l'acide phosphorique. On verra plus loin les résultats auxquels nous sommes arrivés. (*Fig.* 7.)

Nous nous trouvions dans des conditions spécialement favorables pour observer. On sait, en effet, combien il est difficile d'obtenir d'un malade qu'il conserve la totalité de ses urines. C'est pourtant une condition essentielle au succès, et on peut dire qu'en pratique elle n'est jamais réalisée. Or, Etch... était atteinte d'une contracture du col de la vessie, qui obligeait à la sonder plusieurs fois par jour : elle était clouée sur son lit par la contracture de ses membres inférieurs, et il n'est jamais arrivé qu'on ait trouvé ses draps mouillés d'urine. Nous sommes donc certains d'avoir toujours opéré sur la totalité du liquide sécrété.

Il existe encore une cause d'erreur considérable à laquelle sont forcés de se résigner tous ceux qui pratiquent sur des malades l'analyse de l'excrétion urinaire. — L'alimentation, plus ou moins azotée, a une influence évidente sur la quantité d'urée que l'on rencontre chaque jour. — Il faudrait donc soumettre le malade à une alimentation toujours identique. — Il suffit d'avoir fait à l'hôpital une pareille tentative pour savoir que la chose est absolument impraticable et pour en arriver à accepter cette cause d'erreur en la signalant plutôt que de se faire illusion.

Chez E..., il n'en était plus de même. Depuis plusieurs mois elle était atteinte d'une contracture œsophagienne qui l'empêchait d'avaler quoi que ce fût sans le secours de la sonde, et cette condition a duré jusque dans les derniers jours de nos recherches.

Nous avons donc pu peser très-exactement et chaque jour les aliments ingérés, et nous mettre à l'abri des variations qui auraient pu venir de l'alimentation. C'est ainsi que, pendant plus de six mois, la malade fut tenue au régime suivant qui ne changea que le jour de la guérison subite :

Bouillon-vin........................	18 cc.
Lait................................	36
Eau-de-vie ou rhum..................	100
Café................................	240
Un œuf.	

Ceci dit, examinons la courbe qui représente l'ensemble de nos dosages. Nous voyons de suite qu'elle contient deux éléments. Pendant plusieurs jours, pendant des mois, l'excrétion se maintient aux environs de 0 : c'est de l'ischurie complète. Puis certains jours, la sécrétion monte tout d'un coup à des chiffres exagérés. Il semblerait qu'il se fait une décharge : le lendemain, le chiffre habituel reparaît. Enfin, le 22 mai, une brusque élévation se produit et persiste; ce jour-là, la contracture a cessé et en même temps l'ischurie.

Cette disposition nous permettra de diviser notre étude; nous examinerons l'ischurie d'abord, les crises urinaires ensuite, et enfin la période qui succéda à la guérison.

L'*ischurie* était presque absolue. On voit sur la PLANCHE III que, certains jours, la quantité d'eau (représentée par la ligne rouge) est au voisinage de 0. Le plus souvent l'excrétion et de 12 à 25 grammes. Et il n'y a pas lieu de s'en étonner, puisqu'on a vu plus haut que la malade ne buvait pas un demi-litre de liquide par jour. L'exhalation pulmonaire et cutanée suffit pleinement à rendre compte de la différence entre l'eau absorbée et l'eau rendue.

Pour l'urée, la même explication ne saurait suffire. On voit, par exemple, qu'entre deux crises urinaires, pendant une période de vingt-quatre jours, E... rend une somme totale de 8 gr. 994 centigr. d'urée; pendant une autre période de quarante-cinq jours, elle en rend 8 gr. 131 centigr. La sécrétion ordinaire est, chez cette femme, de 3 ou 4 décigrammes par jour. Il faut donc que la nutrition soit profondément troublée.

Certains jours (5, 30 mars, 15 mai), notre malade était prise d'une véritable crise. Elle souffrait de douleurs lombaires très-vives, son visage était rouge, ses yeux larmoyants, elle s'agitait sur son lit, puis elle se mettait à uriner et rendait en quelques heures, quelquefois en quelques minutes, 2, 3 ou même 4 litres 1/2 d'urine, contenant 20, 25, 28 grammes d'urée. L'attaque était alors terminée et la sécrétion retombait à 0.

Déjà, dans les deux premières périodes, de semblables crises s'étaient produites, en particulier en janvier 1872, le 18 mars, le 28 mars de la même année. Mais jamais elles n'avaient été aussi remarquables; jamais non plus, l'analyse chimique n'avait été faite ces jours-là. (Voir les PLANCHES V, VI et VII, du tome I, des *Leçons* de M. Charcot, 2e édition.)

On remarquera qu'après ces crises l'action qui avait produit la décharge n'était pas absolument épuisée, car le surlendemain il se produisait toujours une élévation de l'urée, puis l'ischurie complète reparaissait.

Nous devons signaler ici un fait singulier, qui n'est peut-être que le produit du hasard. Si nous additionnons la quantité d'eau et d'urée excrétée chaque jour entre chaque décharge, nous nous trouvons en face de ce bizarre résultat :

	Eau.	Urée.
Entre la 1re et la 2e décharge (24 jours)	498 gr.	8 gr. 299 centigr.
Entre la 2e et la 3e décharge (45 jours)	499 gr.	8 gr. 131 centigr.

Chiffres sensiblement égaux; en sorte qu'il semblerait que le temps écoulé depuis une crise était sans influence sur l'apparition de la suivante, et que tout dépendait de la quantité d'urée expulsée de l'économie.

Dès que l'ischurie hystérique lui fut cliniquement connue, la première idée qui vint à M. Charcot fut de chercher s'il n'existerait pas quelque voie de dérivation pour l'excrétion de l'urée. Les hystériques atteintes d'anurie vomissent. — E..., nous l'avons vu, dans la première partie de sa maladie, vomissait, et M. Gréhant trouva dans ses vomissements jusqu'à 3 grammes d'urée en vingt-quatre heures. Mais pendant que nous l'observions (mars-mai 1875), elle n'eut pas de vomissements. Nous devions aussi penser que les selles contiendraient de l'urée ; mais la malade, ne prenant pas d'aliments solides, fut deux mois sans aller à la selle. Donc pas de voie de dérivation, et nous sommes autorisés à croire que la quantité d'urée sécrétée par le rein était bien alors la totalité du produit des combustions.

Le 22 mai survient un fait remarquable. La malade guérit subitement de sa contracture, de son aphonie, de son amblyopie, etc. Jusqu'ici rien que de très-normal ; mais du même coup cesse l'ischurie. Pendant cette crise douloureuse qui produit la guérison, E... rend 43 grammes d'urine contenant 1 gr. 786 centigr. d'urée. Quelque temps avant, il lui fallait une semaine pour en sécréter autant ; puis, dans la journée, elle rend 260 grammes d'urine contenant 6 gr. 489 centigr. d'urée ; en tout 8 gr. 1/2 d'urée.

C'était, en réalité, une de ces crises urinaires que nous avions déjà observées. Mais au lieu qu'après ces dernières la sécrétion se supprimait de nouveau, nous la voyons se maintenir avec la guérison des autres symptômes, et dès lors, comme on peut le voir sur la PLANCHE III, commence une marche presque aussi extraordinaire que l'ischurie elle-même. Ainsi la courbe est formée de grandes élévations (28 grammes d'urée), suivies d'une chute brusque, précédée elle-même du petit crochet que nous avions vu déjà succéder aux crises urinaires ; mais jamais nous ne revenons à 0. L'ischurie est bien terminée.

Il convient d'ailleurs de faire remarquer qu'à ce moment notre malade urinait sans la sonde, qu'elle mangeait beaucoup et même avec excès, et que, par conséquent, nos résultats n'ont plus la rigoureuse précision de ceux que nous avons exposés plus haut.

Nous avons voulu joindre à l'étude des variations de l'urée celle des variations des chlorures et de l'acide phosphorique. On peut voir page 190 (*Fig. 1*) la courbe qu'ils nous ont donnée.

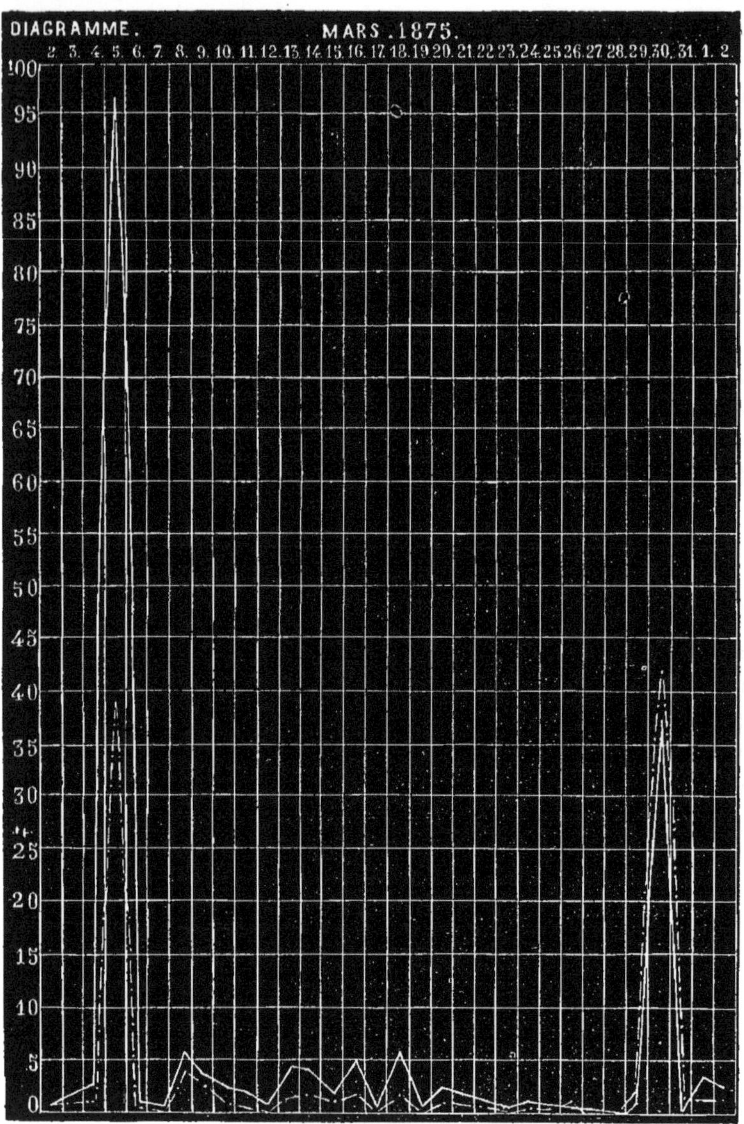

Fig. 1. La ligne pleine représente les chlorures, la ligne pointée l'acide phosphorique, les chiffre de l'échelle représentent des décigrammes.

Il suffit d'un simple coup d'œil pour voir que ces substances sont diminuées pendant l'ischurie ; mais, toute proportion gardée, bien moins que l'urée, puisqu'on la trouve en quantité égale à celle-ci.

En revanche, les jours de crises urinaires, on voit que les courbes ne concordent plus : les substances salines sont peu augmentées, tandis que l'excrétion de l'urine subit une exagération rapide. L'élimination des chlorures et de l'acide phosphorique semble être en relation avec celle de l'eau.

En résumé, ischurie allant presque jusqu'à la suppression de la sécrétion, crises urinaires subites, guérison instantanée de l'ischurie en même temps que des autres phénomènes morbides, tel est l'ensemble de faits que nous avons pu observer sur la malade que M. le professeur Charcot nous avait chargé d'étudier.

Nous n'avons pas trouvé de cas où les recherches aient été suivies longtemps : les nôtres ont duré près de quatre mois ; la guérison est survenue sous nos yeux, et c'est de là que notre étude tire son principal intérêt.

III. L'une des autres particularités les plus susceptibles de considération est, à notre avis, la relation qui a toujours existé entre les attaques convulsives, complètes ou incomplètes, et l'apparition ou la disparition des manifestations de l'hystérie locale. Paralysie, contracture, aggravation ou diminution de l'ischurie, etc., etc. tous ces accidents ont été influencés d'une manière évidente par les attaques hystéro-épileptiques ou par les accès de suffocation.

Ces derniers, par exemple, ayant acquis, en août 1874 et en janvier 1875, une intensité considérable, ont été suivis d'une exacerbation des symptômes anciens ou du développement de nouveaux accidents. Cette sorte de lien qui existe entre les attaques convulsives et les manifestations de l'hystérie locale n'est pas l'apanage exclusif d'Etch... Il est, à proprement parler, la règle dans les cas de ce genre.

Pendant une longue période (1866-75), les crises hystéro-épileptiques n'avaient jamais produit une disparition totale des accidents ; il n'y avait eu, jusqu'alors, que des guérisons pour ainsi dire partielles. Malgré la multiplicité des accidents et leur gravité, plus apparente que réelle, étant donné le terrain sur lequel ils prenaient naissance, à aucun moment, ni M. Charcot, ni les médecins qui ont observé Etch.... n'ont porté un pronostic grave, contrairement à ce que des ignorants intéressés ont voulu faire croire. Il nous serait facile d'invoquer les paroles prononcées chaque année, depuis cinq ans, par M. Charcot lorsqu'il montrait Etch... à ses auditeurs ; mais, comme on pourrait contester l'exactitude de nos souvenirs, nous préférons nous reporter au texte même des leçons imprimées.

Cinq ans avant la guérison d'Etch..., M. Charcot s'exprimait ainsi sur son compte et sur celui d'une autre hystéro-épileptique :

« Il est possible que, malgré sa longue durée, la contracture disparaisse sans laisser de traces; demain peut-être, dans quelques jours, dans un an ; on ne peut rien préjuger à cet égard. *En tout cas, si la guérison a lieu, elle pourra être soudaine* (1). Du jour au lendemain, tout peut rentrer dans l'ordre et, s'il se trouve qu'à cette époque la diathèse hystérique soit épuisée, ces malades reprendront la vie commune (2). »

Les choses se sont passées selon les prévisions de M. Charcot, et la guérison soudaine d'Etch.... n'a pas causé plus d'étonnement ou d'admiration que l'aggravation des accidents en mai 1872 et en mai 1875 n'avait causé d'in-

(1) Ce passage est souligné.

(2) Charcot. *Leçons sur les maladies du système nerveux*, t. I, 1872-1873, p. 312. — Cette leçon a été publiée pour la première fois dans la *Revue photog. des hôpitaux*, 1871, p. 198. — Devant un texte aussi précis s'écroulent toutes les tentatives qui ont été faites pour transformer cette guérison en un véritable miracle. Les auteurs de ces tentatives étaient si pressés d'accréditer cette croyance que, quelques jours après la disparition des accidents, le bruit d'un miracle à la Salpêtrière s'était répandu jusqu'à Paray-le-Monial ! (Voir aussi dans la *Semaine religieuse*, 1875, l'article intitulé : *Un grand jour pour la Salpêtrière*).

quiétudes. Il suffit du reste pour être édifié sur la marche de l'hystérie d'avoir étudié quelque peu les travaux scientifiques dont cette maladie a été l'objet. M. Littré, M. Charcot, Laycok, plus tard M. P. Diday, etc., ont rapporté de nombreux exemples de guérison brusque d'accidents graves de l'hystéro-épilepsie, qui démontrent péremptoirement que les prétendues guérisons miraculeuses, pour employer les expressions de M. Charcot, rentrent absolument dans la loi commune et n'ont rien de surnaturel.

VERSAILLES. — IMPRIMERIE CERF ET FILS, 59, RUE DU PLESSIS.

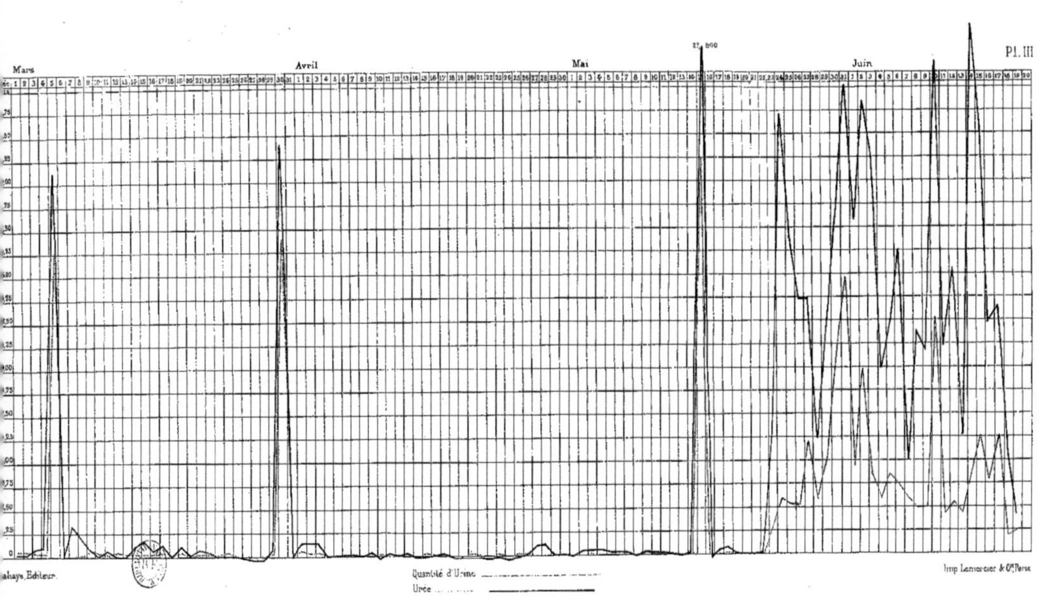
Pl. III
Mars
Avril
Mai
Juin
Quantité d'Urine
Urée
ahays, Editeur.
Imp. Lemercier & Cie Paris

www.ingramcontent.com/pod-product-compliance
Ingram Content Group UK Ltd.
Pitfield, Milton Keynes, MK11 3LW, UK
UKHW020408220726
13923UKWH00004B/1806